U0038063

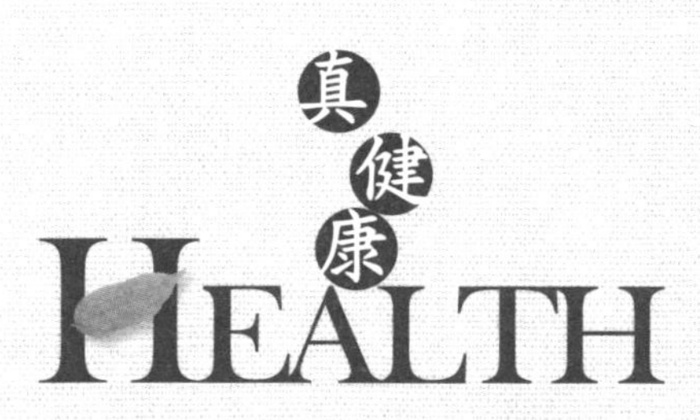
真
健
康
HEALTH

精瘦練習

抗老名醫教你永不復胖的秘密，
打造完美體脂比例！

簡基城博士 著

推薦序——

用科學方法減去一身的負擔

陽明大學醫學院藥理教授．台北市議員
潘懷宗

說到減肥，這可是個三天三夜都聊不完的話題，女人超愛，男人也很想，年輕的各種方法都嘗試，年長的也不時餓個幾餐來挑戰，彷彿是老少咸宜的全民運動，每隔一段時間，就會聽到周遭親朋好友鄭重宣布此項計畫。但嘴上說的人多，做的人也不少，可是成功者就如鳳毛麟角，屈指可數，不是半途而廢，就是達不到自己設定的目標而放棄，僥倖瘦下來的也不用太高興，稍微鬆懈一下下，就復胖回來了，這時不禁要大嘆「怎麼連喝口水、吸口空氣就會胖呢？」接下來，不甘願者會把上述過程再做一次（最後的結果大家應該可以猜得出來），大多數人則是自我安慰，肉肉的其實也不錯，美食當前，何必跟自己過不去？等到哪天被嫌了、衣服褲子穿不下了，或是健康檢查亮起紅燈，才又信誓旦旦說「我要開始減肥了」。

也有人的外表、身形看起來都ＯＫ，平時努力恪遵各種健康守則，少油少鹽少糖、不碰油炸物、多吃蔬果、多喝水、規律運動、不菸不酒、生活起居正常，外人看來簡直是難得的「養生戒口奇葩」，但仍拚命想降到書裡或是網站上所說的理想數字而不可得，讓人不免疑惑起來，到底問題出在哪裡？坊間的減肥資訊多如牛毛，各有各的理論說法，各有各的擁護支持者，但在這些眼花撩亂的方式中，我到底適合哪一種？其實，撇開那些亂七八糟、胡說吹噓的旁門左道，很多的減肥法都有其脈絡可循的道理在，但深究下來，我們是不是沒掌握到一個實質存在的「眉角」來努力，才導致屢戰屢敗，又屢敗屢戰？所以，有興趣的讀者就該好好看看這本書，了解主要敵人在哪？重兵又該置放何處？再來進行減重大業。

簡醫師的專長是分子醫學，先不要被這個專有名詞「嚇到吃手手」，淺顯易懂的說明和簡單扼要的論述，再輔以實際案例的分析，正是本書的特色。例如他提醒我們，不要將脂肪汙名化，脂肪也不是越少越好，它對身體的好處多多，端看我們如何利用人體自有一套機制「基礎代謝率」來加以調控。想要減重，請先了解脂肪的特性之後再出發，而不是盲目看到脂肪這兩個字就一路喊打，吃什麼喝什麼都要追求「零脂肪」，生怕「斬草不除根，春風吹又生」。人的身體是一部精密的儀器，若要健康且減肥有成，就得遵循千萬年來既有的運作法則，進入「精瘦」模式，吃得多不代表一定會變胖，吃得少也不見得瘦到剛剛好，簡醫師在書中詳細闡述「精瘦」所代表的意義，期望讀者不再陷入惡性循環中。

你是朋友眼中的「大肚男」、「小腹婆」嗎？你還在忍飢挨餓，苦吞淚水和口水，就只為了穿回以前買的衣服嗎？大腿和屁股的肉要怎麼消除？蒟蒻、寒天，還有那個難吃的代餐包到底要吃多久？……別著急，開卷有益，讓簡醫師這本書幫你「減」去一身的負擔。

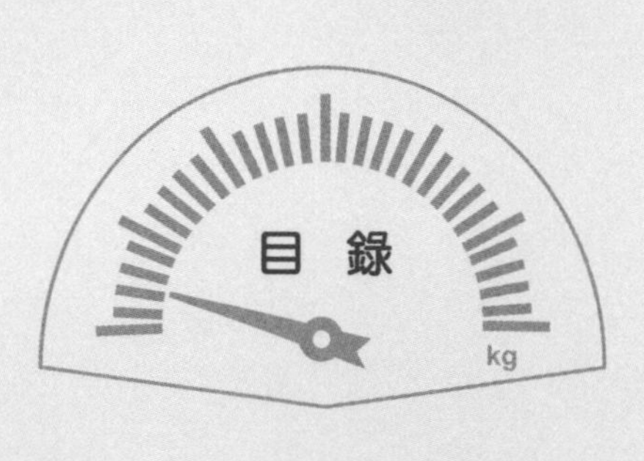
目錄
kg

前言

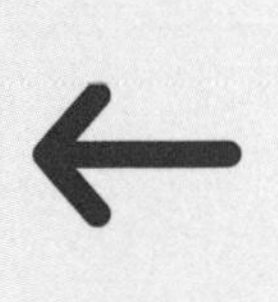

身體代謝異常，脂肪是殺手

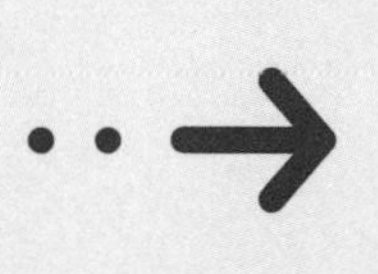

不管男性或女性，誰都希望擁有健康的身體及理想的體態，最好外表比實際年齡看起來年輕許多。當健康機能亮紅燈或身材變得臃腫時，衰老的速度當然就比別人更快一些！近年來凍齡、回春等議題大為熱門，許多人不惜花上大把金錢或時間，就是為了成為別人眼中的美魔女或不老男神。

門診中，常常有病患問我：「簡醫師，我都這麼努力了，為什麼還是瘦不下來？」、「我有乖乖忌口，而且也認真運動，為什麼健檢報告還是出現紅字？」、「我都有遵守少吃多動的原則啊，為什麼體重還是不動如山？」這些問題，相信也是許多人共同的疑問。

上述狀況，有一個共通的名詞，那就是「生活代謝病」。錯誤的生活型態會導致脂肪異常堆積與分布紊亂，進而造成各種不健康的現象。不良的生活方式會導致代謝病，是大家都明白的道理，但你可能會覺得疑惑：「平時我都有努力運動，並且好好控制飲食，尤其是大家口中罪大惡極的糖，也是盡可能不碰就不碰！我都這麼努力了，為什麼代謝還是出狀況？」其實，碳水化合物只是跟班的，「脂肪」才是老大，它才是讓人代謝異常的罪魁禍首。我相信很多人都知道「少吃多動」才能避免脂肪囤積的道理，而食物的卡路里會轉換成多少脂肪，這種數學轉換公式也是很多人熟悉的。比較有健康概念的人，不管在吃東西或運動時，可能會熱中於計算自己吃進或消耗了多少卡路里，生怕多餘的熱量變成脂肪堆在身上。少吃多動的道理確實沒錯，但卻只是「淺道理」，很少人知道，其實還有一套「深道理」隱藏在背後。所謂的深道理是根據生物演化的結果而來，唯有了解其中的奧秘，才能真正掌握健康。

現代人資訊來源很豐富，不管是網路、電視或報章雜誌，都常報導很多保健養生的方法，告訴大家應該怎麼吃、怎麼動，甚至也有不少專家達人在各種媒體中教導大家健康或瘦身的撇步。有些醫師可能會說運動是保持健康的不二法門，而營養師又說少碰油脂、多吃高纖蔬果才是王道。這幾年坊間出現了減糖、斷糖或生酮等養生法也十分熱門。這些資訊看似正確，遵照這些淺道理的指導，雖然脂肪量會暫時下降，但卻難免遇到瓶頸，無法突破時往往被歸咎於個人體質，或是施行得不夠徹底，其實這對當事人而言是很冤枉的！當然，運動是好的，但並不是做得越多越好，過量只會造成身體的負擔，而熱量的確應該控制，但如果吃得太少，就無法提供身體足夠的能量，久而久之就會影響身體機能的正常運作，反而會讓健康走下坡。東拼西湊而來的健康資訊，不見得適合每一個人，如果其中一項是錯的，身體狀況就會原地踏步，甚至是退步。這就好像考試時老師出了一題申論題，對題目沒有全盤了解的人，可能會憑著背來的內容，東抄抄西寫寫，寫出來的答案看起來好像也沒錯，卻沒有一個完整的結論。

在我的門診中，當然不乏這樣的病患，他們對三高或慢性病的知識都很了解，甚至可以說是「精通」，有些則是被另一半押著這樣做、那樣做，但什麼都做了，奇怪的是「有做卻沒有進步！」我曾遇過一個心血管的老病號，他對自己的生活及飲食都很嚴謹地要求，但「嚴以律己」的結果，還是無法換來完全及格的健檢報告。來看我的門診之前，他甚至已經看過八個醫院的醫師，心灰意冷，一開始當然聽不進去我的任何建議。

如果你也是努力節食、認真運動，並且用心鞭策自己過健康的生活，但體態及健檢指數卻總是無法達到理想，甚至出現紅字，那麼請靜下心來想想，是不是用錯了方法？人云亦云的資訊，無法讓你真正獲得健康，究竟問題出在哪？健康的缺口又是什麼呢？請跟著我，一起從這本書裡來找出答案吧！

第1章

少吃、多動，為什麼脂肪還是堆積在身上？……

行醫多年，帶著健檢報告前來求診的病患、親朋好友不在少數。仔細看一下他們的健檢報告，與脂肪相關數值，像是三酸甘油脂、總膽固醇、低密度膽固醇（low density lipoprotein cholesterol〔LDL〕，俗稱壞的膽固醇）等項目多半都是紅字，再看看他們體型，有些一看就是體重超標很多，有些則是局部肥胖。這些人已是代謝疾病的高危險族群，再不改善的話，可能隨時會出現中風、心肌梗塞、腦溢血等危及生命的疾病。一般人總認為肥胖者是心血管疾病的高危險族群，但其實身材標準者，甚至是瘦子也難逃脂肪異常的威脅！我也曾經遇到身材纖細、體重標準的患者，一樣有脂肪問題的困擾。他們對於自己健康的狀況百思不得其解，常常問我：「簡醫師，脂肪肝不是肥胖者的專利嗎？為什麼我這麼瘦也會有呢？」我不是減重醫師，也非心血管疾病專科醫師，我從分子醫學的角度來看，面對脂肪堆積這個惱人的問題，他們秉持「少吃、多運動」的原則，希望透過「減少」熱量進入到身體裡面、「消耗」身體過多熱量的方式，讓體重輕盈起來，這樣的做法到底對不對呢？

我常看見有些女士小姐們在吃飯時間，不是這不敢吃、那不願碰，甚至拿著手機嚴密換算卡路里，小心翼翼地記錄每餐吃了什麼，採取「少吃、不碰」來減少熱量的攝取。男士們呢？下了班拚命上健身房，或是戴著智慧手環到公園慢跑，不忘按下消耗熱量的按鈕，一定要確實記錄究竟減少了多少熱量，這種「多動、多跑」則是常見消耗熱量的做法。照理來說，他們的自我督促與控制已經很到位，理應成效顯著才對，但是一站在體重機上面，就是見真章的時候了，偏偏有人就是瘦不下來，還收到那張滿江紅的體檢報告單，你說洩不洩氣？

利用少吃、多運動達到降脂的目的，並沒有什麼不對，但我認為這只是表相而已，沒有觸及到核心，想要藉此解決脂肪代謝的困擾往往是緣木求魚，即使脂肪暫時減少了，過沒多久，又再度堆滿身上，我的身邊就有很多這樣的案例。

【案例1】

體態纖瘦苗條，但健檢卻出現紅字

王小姐是位芳齡四十的熟女，身形和外貌都保養得很好，可說是時下美魔女的代表。她雖然花了很多心思保養自己的外表，但事業一樣經營得有聲有色，真的是值得女性推崇的典範。

雖然外貌可以利用很多方法來改變，例如保養品、微整形或化妝等，但內在的健康卻是騙不了人的。

一次門診中，她拿出相隔六個月的體檢報告給我看，上頭數字出現顯著差異。在過去六個月期間，她的總膽固醇、低密度膽固醇、三酸甘油脂等數字都向上攀升，而最令她吃驚的是竟然有脂肪肝。

「四年前體檢時發現異常，我就很認真地看待這件事，除了定期追蹤外，還很努力遵照醫師提供的建議，問題不但沒有改善，反而還越來越糟……」王小姐苦惱地說。

為了健康，王小姐拿出跟經營事業一樣的毅力，對自我要求甚高，不管運動、飲食、生活作息等，樣樣都遵照醫師的囑咐。不但每天三餐保持口味清淡，常吃水煮、清蒸食物，外出吃飯時，也會隨身準備白開水，目的是讓菜餚過水、去除大部分油脂後再吃。

王小姐說：「醫師說的原則不難，我都有做到。不過我想要更好，還在網路上學了『低胰島素瘦身法』，選擇低升糖指數的食物來吃，而且常吃顆粒較粗、無加工、高纖的食物，嚴格執行後效果不差，體重維持得宜。」

原本以為體態維持完美，體檢報告數值應該也很漂亮，沒想到竟然還是出現了紅字，這真的讓她相當吃驚。沒想到自己這麼努力還是沒用，一籌莫展之下，只好向我求助。

像王小姐這樣情形的人不在少數，他們外在看來身材苗條、體型均勻，是人人欣羨的對象，但拿到體檢報告那一刻，卻感到既洩氣又意外。令王小姐百思不解的是，脂肪肝應該是肥胖者才會有的症狀，像她這樣身材纖細又很重視飲食的人，怎麼也會有呢？

【案例2】

下身肥胖型——脂肪堆積於臀部與大腿

沈小姐在一家大賣場擔任主管，不僅說話快、動作快，還把一天二十四小時當作兩天用，永遠有用不完的精力。不過女強人的她也有無法解決的問題，那就是惱人的下半身肥胖，也就是俗稱的梨型身材。

每回遇到她，總是遠遠就傳來充滿活力的問候聲，我還來不及回應她的招呼，人就一溜煙地不見了！我常笑她好比會施展瞬間移動的忍者，沈小姐聽了總是大笑說：「我還真希望自己會忍術呢！這樣就不會忙到連飯都不能好好吃了。」

某天我在咖啡店正投入寫作時，桌子突然被撞了一下，咖啡也不小心濺了出來。抬頭一看，原來是沈小姐。「簡醫師，真抱歉！我呀，越來越胖，尤其是下半身，連走路都會不小心碰撞到桌子，把您的咖啡給打翻了，真是對不起！」

沈小姐正值「女人四十一枝花」的年紀，只不過身高一六〇公分、體重差不多八十公斤的她，一談起最近的體檢報告，一臉超鬱悶表情，除了三酸甘油脂、總膽固醇、低密度膽固醇、脂肪肝……等異常外，最令她困擾的還是體重年年增加。「朋友建議我少吃點，還告訴我吃東西前要如何計算卡路里，天曉得，我吃得比十年前還要少哩！」

很多人都有這樣的感覺，年輕時怎麼吃都不會胖，年紀漸長後，連喝個水、呼吸空氣都會不斷增重！雖然這個說法很誇張，但是我身邊不乏像沈小姐一樣的病例，他們不願向歲月低頭，於是開始大量吸收各種多元的減重資訊。

沈小姐從新聞媒體中學到了「八：十六減肥飲食法」，將一天進食時間控制在八小時以內，比方說早餐上午八點吃，下午四點以前就要吃完晚餐，之後不再進食。剩下的十六小時讓腸胃休息，僅能喝水。據說這樣的方式能縮短進食的時間，有效減少卡路里的攝取。

「這方法跟『十二小時內進食法』一樣，只是我發現自己體重過重，自動將時間縮短至八小時，希望有顯著效果……」沈小姐一五一十地向我報告，「我還報名飛輪課，一週兩次跟著教練指導踩飛輪，運動後身心舒暢，但是為什麼身上脂肪還是跟我黏踢踢，好多人都跟我說飛輪是『卡路里殺手』，對我卻不管用。」

沈小姐感到很煩惱，她已經想辦法控制體重了，但是身上的脂肪怎麼甩都甩不掉。

關於減重這回事，許多研究顯示，女性比男性更在意外表及體重，對身體滿意度及外表滿意度卻低於男性。大家不難發現，許多身邊的女性朋友不管年紀大小，常常嘴上喊著要減重，其實並非肥胖者，只是上半身看起來肉肉的，總覺得自己需要再瘦一點才行。

【案例3】

虎背熊腰型——更年期造成上半身肥胖

快六十歲的鄰居張女士有套養生經，每週固定上成長課程和瑜伽課，外加游泳、爬山等休閒活動，有時也來個輕旅行。在飲食上她也有自己的堅持，不吃精緻糖類的白飯、白麵包，以五穀雜糧來取代；努力奉行飲食少油、少鹽、少糖的原則，一日三餐以水煮食物居多。此外，她也不喝市售飲料，只喝白開水或親手用蔬果打成的精力湯。張女士總是告誡自己：「上了年紀的人，更應該克制口腹之慾。」

張女士略微福態的體型，跟許多更年期後發福的婦女相似，雖然看起來上身略胖，卻有一雙細腿。

「我看到體檢報告嚇了一跳！總膽固醇及低密度膽固醇都出現紅字，還有脂肪肝。我覺得不對勁，因為我吃得很養生，體重也一直都在控制之中，而且生活作息正常，平時也很自律，不貪嘴亂吃。但這些年來，體重沒 Hold 住就算了，還年年增加！」她無奈地搖搖頭，雙手扠在腰際比畫，「以前的衣服都不能穿，尺寸從 S 號，一路穿到 XL 號。唉！還真是慘不忍睹！」

張女士的問題也是許多婆婆媽媽的困擾，這樣的情況多半發生在更年期後的十五年之間。原因是此時卵巢停止分泌雌激素，製造女性荷爾蒙的工作會轉由脂肪細胞負責，體內脂肪細胞數目增多，女人的體型會跟著改變，體重增加、腰圍變粗、肩變寬、手臂粗是常態，常有人自嘲身上掛著游泳圈，或是虎背熊腰，感覺威武到不像個女人。原本茂密的頭髮變得稀稀落落，必須燙個大捲頭增加視覺上的髮量。

張女士有不少同年齡層的朋友，常會彼此交流養生新知，像吃黑豆、秋葵泡水、優格及吃地瓜減重，這些食物與她的養生飲食同路，她都會嘗試：「吃食物減重，即使不成功，也不會傷身體，誰有小撇步，我都會買來試試看。」無奈的是，各種方法都試遍了，上半身的脂肪就是完全沒有減少，真是令人氣餒呢！

只要提起更年期婦女，一般人都會想到潮紅、盜汗、易怒或睡眠品質不好等症狀，比較有概念一些的，可能會知道更年期婦女罹患心血管的風險會提高。其實婦女更年期不是只有卵巢開始罷工，因為女性荷爾蒙驟減，全身的狀況都會受到影響。因此我認為改善女性更年期的問題，應該把規格拉高到全身，不應該只局限於卵巢的症狀。更年期後因荷爾蒙改變，身體脂肪被重新配制，所以會越來越不健康。由於身體的脂肪是會移動的，當肚子出現一圈圈肥肉時，應該也要警覺心血管是否也容易阻塞，此外，因為脂肪要保護內臟，此時手腳冰冷的問題也會變得更嚴重。

更年期後身體的內分泌會變得較為紊亂，更不應該胡亂節食，才能避免身體產生危機感，進而把基礎代謝率調低。否則一旦基礎代謝率變差，內臟會為了節能而關燈，此時不但可能越減越肥，身體的機能也會大受影響，對健康而言無疑是形成雙殺的局面。

【案例4】

腰大中廣型——腹部堆積內臟脂肪

社區裡的管理大哥陳先生，遠遠地看到我，就元氣十足地喊著：「簡醫師早！」受到他的熱情感染，我也不自覺地精神抖擻！

年近半百的陳先生是退役軍人，身材壯碩，給人一股可靠的安全感。但身材魁梧的他，腹部卻異常凸出，我曾笑著對他說：「喔！你的內臟堆積過多脂肪囉！」

陳先生不自覺地摸摸肚子：「擔任保全主管常要到處跑駐點、輪班，加班更是常態，工作忙碌又下班時間不穩定，偶爾還要應酬喝酒，肚子就是這樣喝出來的。別看我這樣，我可是有運動喔！只是肚子還真難消風。」

他是腰大中廣型的脂肪代謝典型代表，知道脂肪堆積在中廣腰圍對身體不好，於是開始運動，希望胖肚子會消風，只是事與願違，脂肪依舊不動如山。

某天晚上回家時，我又遇到陳先生，他依舊很有精神地跟我打招呼。他手上拿著一紙體檢報告，「簡醫師！我只是覺得自己體重重了一點，肚子大了一點，但身體很勇健，可是，這報告上的數字……」聽得出來他話語中有些沮喪。

「三酸甘油脂、總膽固醇、低密度膽固醇、脂肪肝……」攤開陳先生的體檢報告書，全是觸目驚心的紅。

陳先生是典型的輕度肥胖進入中度肥胖的狀態。雖然身體沒有明顯的不舒服，卻為了標準數值而感到苦惱，他的低密度脂蛋白膽固醇，超過標準值一〇〇 mg/dl 以上，高密度脂蛋白膽固醇，低於標準值四〇 mg/dl 以上，總膽固醇和高密度膽固醇比值（TC/HDL ratio）也高於醫學認定的標準值四，因為體檢報告書中的異常數值都與脂肪代謝有密切關係，所以令他一臉緊張及心慌，擔心心血管疾病上身。

陳先生滔滔不絕地向我說明他為了改善肥胖所做的努力，首先他聽了軍中同袍的建議多游泳、多騎腳踏車，希望達到減重成效，「我下班時間不定，運動沒有規律，差不多一週有三天會去游泳，其餘時間就騎腳踏車，有時工作太累就沒去運動……」雖然知道少吃有助降脂，太太也常唸他要少吃消夜，但他根本不聽，常是下班後，朋友一邀約就去了，現在很少應酬，十點後也不再進食。

他已經往正確的方向執行，為何還有紅字呢？

陳先生的減脂方式，我很熟悉，因為替我維修電腦的工程師小李也是採用相同做法，儘管小李的脂肪堆積是典型皮脂下垂型的代表，兩人面對脂肪代謝問題時都同樣苦無對策。

【案例5】皮脂下垂型——脂肪堆積皮下組織，產生下垂現象

有一天我正準備明天演講用的資料，才寫了一半，「啪」一聲，電腦變成黑畫面。這下可把我給急慌了，趕緊請電腦工程師檢查一番。

小李氣喘吁吁地走進我的辦公室，上氣不接下氣地說：「喔！簡醫師，怎麼這麼巧，電梯在維修，另一台又停在某層樓不動，我只好爬樓梯上來……」我的電腦不論出了什麼問

題，幾年來都找小李幫忙，可我也發現，從我第一天認識他到現在，他的外型胖了不少，我常開玩笑對他說：「小李呀！你吃的伙食很好喔！」

「簡醫師，別笑我了。我負責網路業務，每天十個小時以上的時間都得盯著電腦作業，一忙起來連飯都是邊工作邊吃，一刻不得閒……可是我又常常感到飢餓，別人說用腦的人特別容易感到餓，我也不知是不是真的。同事間平常會互相請吃點心、飲料，我一概不拒絕，有什麼就吃什麼，不知不覺體重就一路飆升了。」

短短五年之中，小李胖了八公斤，這可不得了！他開始聽從家人建議進行減重計畫，慢跑、計算熱量，就連節食斷食也都嘗試過。「減重對我來說是長期抗戰，目前選擇的是不挨餓、不用花錢的懶人減重法，朋友跟我說這是『五：二輕斷食減肥法』，超簡單，一個禮拜五天正常吃，其餘兩天吃少一點，比平日少四分之一的熱量。」小李說，「不是只有吃啦！還有多做運動，我有慢跑習慣，每天會跑個半小時到一小時。」

「五：二輕斷食減肥法」是近年來很流行的減脂法，強調的是不費力減重。小李深信減少卡路里的攝取，身體就會燃燒多餘脂肪，一旦多餘脂肪燃燒殆盡後，體重就會下降，再配合每日規律運動，必能消耗熱量達到減重效果。小李的確很認真，但努力執行了一年，一開始雖然減了三公斤，可是沒多久，三公斤又悄悄回升，再也降不下來。

小李帶著一臉疑惑地對我說：「醫師，我可沒放縱自己呀！我很自律地控制飲食，吃得很精簡，為什麼體重沒有降下來？」

一般人都跟小李一樣，認為減少熱量攝取等同脂肪堆積量的下降，也就是說，吃得少，就會有效控制體重。但從小李的一席話可以發現，顯然不是這麼一回事。

脂肪代謝困擾著各個年齡、階層的人，大家也了解脂肪堆積在身上，會讓全身健康亮起紅燈。很多人以為少吃、多動，期望在減少熱量及消耗脂肪的作用下，慢慢移除身體上的脂肪，只是飲食控制了，運動量也不少，為什麼脂肪代謝仍然不良？相信以上例子大家並不陌生，不少人備受脂肪代謝不良的困擾，嘗試各種減重方法，脂肪依然牢牢地堆積在身上。

第2章

別再汙名化脂肪——與其急著甩掉脂肪，不如試著了解它！

脂肪與演化的關係

熟悉我的朋友都知道，我的專長是分子醫學，喜歡用分子及演化的角度來分析事情。脂肪跟人體的關係，同樣也能用演化的觀點來看待。

大約兩億年前，地球上所有的大陸都盤踞在一起，稱為「盤古大陸」，地殼經過無數次的分裂及漂移之後，才演變成今天的樣子。人類從猴子演化而來，要談演化的進展，可以從猴子說起。遠古時代，非洲原本是一望無際的鬱鬱蒼林，有草原、有樹木，如同我們現在看到的亞馬遜河流域一般。兩億年來，地球的環境不斷變化著，當草原上有河流、有大樹時，猴子們只需要吃樹上的果實、葉子、樹藤等就可以過活，活動的區域大部分都在大樹上。不過，植物的營養不夠，脂肪含量很少，所以一天當中需要進食的時間很長。

當河流開始消失，並且不斷遭遇乾旱後，非洲草原上的樹木也變得越來越稀少。原本生活在樹上的猴子只好到地面上來求生，牠們開始吃地上的食物，腦袋也跟著發育。

大腦對熱量的需求很高，腦容量越大，用腦的機會越多，消耗的熱量就跟著變大。當大樹上的食物來源充足時，猴子們不需要出去覓食，整天宅在家裡，對熱量的需求就沒那麼高。但是當牠們需要想方設法去尋找食物時，同時吃了一餐，卻不知下一頓在哪裡時，身體就會發展出儲存熱量的機制。跟猴子相比，人腦又更加的耗電，需要不斷地燃燒熱量，因此勢必發展出更有效的熱量儲存模式。

能提供身體熱量的養分就是碳水化合物、蛋白質和脂肪三者。從生物組織設計來看，蛋白質主要的功能是用來修補身體組織，因此主要會儲存在器官裡；碳水化合物雖然轉化成熱量的過程很快，但血液中能儲存的葡萄糖並不多，大約也只有四顆方糖左右的量而已。雖然緊急要用時，身體可以拿取肝臟及肌肉裡的肝醣，總量差不多有一公斤左右，但每一公克的糖，也就只能轉化為四大卡的熱量，效果並不好。脂肪一公克能夠產熱九大卡，而且重量相對輕，又可防止身體失溫，相較之下是完美的熱量保存工作模式。所以一有機會，身體總是自然而然地迅速將碳水化合物轉成脂肪儲存起來。這就是演化的結果論。

追求零脂肪的迷思

有一位擔任模特兒的Ｍ小姐，因工作關係必須保持窈窕的體態，她什麼減重方式都試過了，好不容易甩掉厚重脂肪，可惜不到幾個月，身材又開始臃腫。因此她找到我時，一開口就是：「簡醫師，請幫助我達到『零脂肪』的體態。」

此話一出，令我啞然。

不少人為了追求纖瘦體型，心甘情願做一名「零脂肪女孩」，M小姐就是其中之一。時下健身瘦身業者也會使用聳動的「零脂肪」廣告字眼，吸引消費者上門，但是脂肪越少就真的越健康嗎？我想未必。因為他們誤解了「脂肪」，讓「脂肪」背負著莫大的罪惡，以為追求零脂肪，就會美貌、健康雙全，其實過度以零脂肪為目標，有可能得到「越減越肥」的反效果。

我能理解一般人將頑固難消的脂肪當成頭號敵人，發誓要消除的心情，畢竟堆積在身上，不僅影響外觀，也是健康殺手。我難以理解的是，有人視膽固醇為脂肪同夥，拚命降低血液中膽固醇，以為別碰高膽固醇、高油脂食物，像少吃蛋、生蠔、螃蟹、牛排就會遠離高血脂。

Ｍ小姐很擔心動脈粥狀硬化會引起心肌梗塞，小心翼翼利用飲食控制來降低膽固醇。她問我脂肪是否越少越好？膽固醇越低越好？我的答案是「不」。Ｍ小姐頓時睜大眼睛說：「我以為降低甚至消除脂肪，身體就會越健康，為什麼脂肪不是越少越好？」

其實Ｍ小姐的疑惑，是許多人共同的迷思。

為什麼脂肪不是越少越好？

我們的身體本來就有一個調控脂肪堆積的工具，稱為「基礎代謝率」＊，會將體重調控在安全範圍以內。基礎代謝率是

＊基礎代謝率調節機制會在第四章節詳細說明。

與生俱來，但嚴格來說，是千萬年演變而來的結果。兩萬年以前的祖先，食物取得常是不可控制，有可能一天吃不到一餐，也有可能整天在吃東西，吃完就睡覺，但為什麼不會肥胖？就是靠基礎代謝率將體重控制在十%安全範圍。大腦中有一個下視丘結構，具有負責、控制、協調交感神經與副交感神經的正常運作，也就是說，大腦是會想盡辦法為體重變動做保全，以精瘦為原則，不會過胖。

我們身體裡面有一個A分子，可以甩去體內多餘儲存的脂肪，另外有一個B分子，作用是確保這個移除脂肪的運作是否安全。A分子名稱是腺苷單磷酸活化蛋白激酶（AMP-activated protein kinase, AMPK）；B分子名稱是KSR2。當體內熱量來源過多時，A分子會促進脂肪燃燒、提升體溫，讓血糖進入細胞內使用，活化內臟器官作業，盡量將血糖消耗掉。不過Ａ分子促進的活化，是需要Ｂ分子的放行才會運作。放行必須有條件，在某些情況下，Ｂ分子不會放行，例如遇到饑荒、缺乏食物等待救援時，此時反而會壓低基礎代謝率，防止熱量不斷的燃燒而餓死。這種情況與３Ｃ產品電池能量不足時，就會進入省電模式的狀況一樣。

現代人幾乎沒有饑荒問題，缺乏食物等待救援情況又不是經常發生，Ｂ分子應該很容易放行，讓Ａ分子燃燒多餘的脂肪，只是Ｂ分子還是非常嚴謹，不會輕易放行。當我們長期不運動，或有慢性疾病、慢性缺氧、循環不足、壓力過大等反應時，種種的情況會讓身體進入警覺狀態，接著就會將代謝調成省電模式，讓多餘脂肪繼續儲存體內。也就是說，若減脂減過頭時，身體就會開始拉警報，讓Ｂ分子無法放行，如此一來，想要消耗脂肪就會變得更加困難。這就是急速減重後，為什麼很容易復胖的關鍵原因。

陳年脂肪的堆積，如同羅馬不是一天造成的道理一樣，如果你已經胖了七、八年，突然要在短暫的時間內將脂肪給甩掉、移除體內，你覺得可能嗎？肥胖者若採用惡魔式斷絕熱量的攝取方式，以為讓身體鬧饑荒就可以快速燃燒堆積的脂肪，這絕對是行不通的，因為違背了演化機制，反而容易復胖。

斷絕熱量一個禮拜之後，體內細胞會感受到面臨饑荒的情境，反而會轉成節能的自救模式，Ｂ分子自然就不會放行脂肪的移出。節能機制一旦開啟，基礎代謝率會變低、體內回收機制提升、內臟熄火，減重就會進入撞牆期，不僅體重減不下來，還可能因為內臟熄了火，健康受到損傷。

Ｍ小姐這個狀況類似物極必反之後又有了另一個疑惑，為什麼Ｂ分子會把關嚴苛，不輕易讓Ａ分子燃燒脂肪？難道是因為脂肪對身體太重要，寧願留住脂肪，也不願意輕易燒掉？

脂肪的確肩負重要任務，一味追求低脂肪或是零脂肪體態，對身體絕非好事，只要大腦感受到脂肪越來越少的危急意識，就會想辦法囤積脂肪，這也是復胖的主要原因。究竟脂肪對身體有哪些作用？相信所有急於甩掉脂肪的人都想得知不復胖的減重法，唯有清楚了解後，才知道如何用健康的方法活化Ａ分子，不再為多餘的脂肪煩惱。

脂肪不是壞東西，對身體好處多

大約有半個世紀的時間，脂肪被認為是心血管疾病跟代謝疾病的元兇，於是脂肪常跟「危害健康」劃上等號。體內的脂肪就如同過街老鼠一樣，人人一路喊打！這樣的論調無疑是將脂肪汙名化，其實是滿冤枉的。

生物其實是喜歡吃脂肪的，在野外的環境裡，肉食性動物在吞食獵物時，最搶手的部位是脂肪；早期物資貧乏的年代，能夠吃一碗豬油拌飯，更是一件極其高級的享受。脂肪並非戕害健康的罪魁禍首，相反地，它們對身體還有許多用處！脂肪在人體中的比例十％～十五％，對身體的用處很多。

1、提供身體熱量：

提供身體熱量是主要用處之一，如果我們將熱量比喻為汽車燃料，脂肪與碳水化合物、蛋白質同為供應熱量的燃料來源，但脂肪供應的能力最好，脂肪經體內氧化後，會變成二氧化碳和水，釋放出熱量，一公克的脂肪會產生九大卡熱量，比碳水化合物和蛋白質分別產生四大卡熱量來得高，當碳水化合物、蛋白質的燃料已經燃燒殆盡，脂肪還可以繼續維持運作。

目前很夯的「生酮飲食」減肥法，就是利用這樣的機制。當一個人的碳水化合物攝取不足，身體需要熱量時就會抓取蛋白質或脂肪來用，但蛋白質首要的功能還是用來修補組織，因此身體會去搬油脂過來燃燒。

燃燒脂肪轉換為熱量是一種滿耗電的過程，對身體而言並不順手，不得已時才會使用這樣的手段。假如一個人完全不進食，身體沒有轉化成熱量的燃料，只好去搬倉庫裡的材料來用。剛剛我們曾提到大腦是很耗能的，並且無法直接使用脂肪，必須將脂肪轉化為酮酸才能使用。酮酸的來源就是脂肪酸，如果小便裡偵測到酮酸的味道，就會知道身體開始在燃燒庫存的脂肪了。生酮飲食雖然可以讓脂肪減少，但脂肪轉換的程序實在太費工了，對身體而言並不是一種適當的方式。

2、維持體溫：

身體的皮下脂肪組織可以說是隔熱層，具有防止體溫發散，維持身體正常體溫作用，尤其是冬天寒流來襲時最為明顯，攝取油脂高的食物，保暖效果會比只吃蛋白質、碳水化合物食物來得好，這也是冬天容易發胖的原因。身體怕冷，會不斷攝取油脂含量高的油炸、堅果類食物，以備身體所需。

3、保護內臟：

脂肪還有保護內臟作用。人體身軀是由骨頭構成，布滿大小不一的內臟、血管、肌肉、筋膜、淋巴液、脂肪等，內臟包含胸腔的心臟、肺臟，腹腔的肝臟、腎臟、腸胃、子宮等，各種臟器需要靠脂肪保護，除了協助固定位置之外，同時不會因碰撞而損傷，類似打包物品時，需要外加緩衝填充物的道理一樣，有固定及防止破損作用。皮下脂肪組織還有滋潤皮膚、增加皮膚彈性、延緩皮膚衰老的效用。

4、構成身體細胞：

脂肪更是構成身體細胞的重要成分之一，也是大腦、肝臟、腎臟細胞的必需物質，另外脂肪細胞是重要的內分泌細胞，會分泌許多物質，名為脂肪激素（adipokine），種類繁多，會影響各個器官、組織及細胞代謝作用，如生長、凋亡、炎症反應、免疫作業、多種荷爾蒙及凋亡細胞的回收。脂肪還具有協助脂溶性維生素、植化素的儲存，維生素A、維生素E、類胡蘿蔔素、茄紅素都是脂溶性營養素，需依賴油脂環境下，才能將養分完全釋放，被身體吸收、利用。

倘若人體缺乏脂肪或攝取不足，會影響人體機能，皮膚粗糙，沒有潤澤感，甚至會出現生育能力降低，腎臟、肝臟無法正常運作情況，也就是說減重者必須要有健康思維，不是透過少吃、多運動的甩脂做法，而是要了解身體機制的深道理，讓調控脂肪平衡的基礎代謝率發揮效用，才能保有精實體格及健康。

我常說：「寧可有足夠脂肪，也贏過脂肪的嚴重缺乏」，只是現代人體內儲存的空脂肪太多、太久了，常讓大家忽略背後的意義，以為我是危言聳聽。

脂肪特性

M小姐聽了我的解釋後才知道，原來以前的減重法是違背演化的機制，難怪效果都無法持久，達不到真正消脂作用。如果想要有效消脂的話，又該怎麼做？其實不少脂肪代謝異常的病人，在理解必須用正確方法進行減重，多半會放慢腳步，願意了解脂肪生理特性再重新出發，這是好的做法，而我也很樂意協助他們為脂肪代謝而努力。

體內脂肪是怎麼形成的？

要將脂肪移除體內，首先必須了解體內的脂肪是怎麼形成的？這是減脂的第一課，必須從消化、吸收談起。

身體需要的脂肪來源主要是攝取外界的食物。許多食物都含有脂肪，有些脂肪看得見，也有重量，一般可分為動物性及植物性兩大類，前者多為飽和脂肪，如五花肉、豬腳、肉皮、牛腩、雞鴨皮、內臟、奶油等，後者多為不飽和的脂肪，如植物油中的花生油、大豆油、橄欖油、黃豆、腰果、核桃、杏仁、酪梨、芝麻等。有些脂肪看不見，稱為隱性脂肪，如瘦肉、雞蛋、牛奶、堅果和穀物中含有的脂肪。另外蛋黃、瘦肉、腦、肝、腎等內臟含有磷脂、膽固醇，看似脂肪，但因結構不同，不屬於脂肪，而是脂質。

若從結構來分，脂肪可分為飽和脂肪酸（Saturated Fat），不含雙碳鍵結，在室溫下呈固態，比不飽和脂肪酸較耐高溫；單元不飽和脂肪酸（Monounsaturated Fat），含一個雙碳鍵結，主要來源是植物油，比如苦茶油、橄欖油、芥花油、麻油、花生油，以及酪梨與核桃、松子、杏仁、腰果；多元不飽和脂肪酸（Polyunsaturated Fat），含兩個以上的雙碳鍵結，安定性差，食物來源為大豆油、葡萄籽油、葵花油、魚油等。

各式各樣含有脂肪、脂質的食物，吃進身體裡面以後，又如何形成身體需要的脂肪？倘若你是一個美食愛好者，喜歡吃油脂含量豐的肉類，是不是可以不要讓它成為肚子上的脂肪？

食物中的脂肪多半不會在胃中消化，主要是透過小腸。胃裡面雖然含有少量的脂肪酶，但脂肪消化需要在鹼性環境中進行，胃內環境呈酸性，不利脂肪消化，小腸是鹼性環境，再透過消化酶及腸道蠕動雙重作用下，脂肪易分解形成細小乳膠體，之後再被分解成人體需要的脂肪酸、三酸甘油酯形式，並沿著腸壁、通過淋巴系統進入血液循環，供人體利用。含有膽固醇的食物，一樣也是直接進入腸道細胞中分解，形成乳糜微粒，再進入腸道淋巴液中。

其實，食物中的油脂要轉成體內可以利用的油脂，有一些曲折過程，主要來自油水不相溶的化學性質困擾。油脂拒絕被水溶解，偏偏身體用來分解油脂的脂肪酶分子都是水溶性，一個水溶性脂肪酶碰觸不到進入腸道的油脂，就無法進行化學分解，更無法將油脂拆解成甘油及脂肪酸，當然無法順利進入腸黏膜的細胞，吸收進入體內。為了解決這個困擾，經過長期演化的細胞有了一個轉彎機制，就是運用膽汁液，因為膽汁液中有膽鹽、磷脂質，可以乳化油脂。所謂乳化，就是兩手策略，一手抓住水溶性分子，另一手抓住油溶性分子，讓它們貼身接觸，類似界面劑作用，而磷脂質具有親水性及疏水性兩種特質，可以水溶性的脂肪消化酶相互接觸，進行油脂化學分解作用。

脂肪酶由胰臟製造，分泌進入十二指腸，膽汁由肝臟製造，儲存在膽囊，一樣也是分泌到十二指腸，脂肪酶、膽汁在十二指腸的加乘效益，使得脂肪的消化會在小腸前端完成。乳化後的油滴（emulsion droplets）經脂肪酶分解成為脂肪酸，之後再靠膽鹽幫忙，形成油滴微粒（micelle），這是為了防止腸液不知不覺將脂肪微粒促成大顆油滴，無法順利進入腸道細胞，避免功虧一簣。

為了解決油脂的不溶於水的特性，我們的身體可是花了許多生理運作步驟，才能順利將油脂送入體內。

雖然體內脂肪主要來源是透過飲食而來，其實身體也是可以自行合成脂肪，又是怎麼形成？身體所需能量是靠飲食產生，但有可能吃太多，除了身體利用以外，還會有不少來自醣類、蛋白質、脂肪營養素產生的剩餘能量，透過胰島素轉變成脂肪酸，再與甘油合成甘油三酯進入脂肪組織，貯存於脂肪細胞內，成為僅次於由食物轉成脂肪的次要來源。

前面提到的警衛陳大哥拍拍肚子說：「身體要吸收食物中的油脂，有這麼一套複雜的機制，連剩餘的能量都不放過，全部都堆在這兒啊！」

他說對了，身體吸收脂肪很困難，只要吸收了，就不會輕易讓脂肪溜走，用不完的剩餘能量就會越堆越多，我請他試著想一想，如果剩餘能量變少，腹肚中的皮下脂肪是否會堆得少許多？

脂肪和脂質不能混為一談

除了脂肪之外，對健康議題較為關注的人，一定還聽過另一個名詞——「脂質」，很多人都搞得霧煞煞，脂肪跟脂質到底是不是一樣的呢？

脂質是脂肪、固醇、磷脂質（phospholipids）、蠟等總稱，是比較高位階的用詞。脂肪算是脂質的一支，由於常被大家混淆，需先釐清兩者作用，才不會用淺道理的減重方法，胡亂燃燒脂肪或想降低膽固醇。在體內，脂肪是指三酸甘油脂和脂肪酸，固醇的代表是膽固醇（cholesterol），磷脂質主要是組成各式細胞膜，蠟在人體是極少量。

脂肪（fat）是碳、氫、氧原子組成，基本單位是脂肪酸，但會以三酸甘油脂（triglycerides）結構出現，三個脂肪酸（fatty acid）同時結合一個甘油（glycerol）分子，只是脂肪酸種類繁多，組合時可以同款，也可以不同款，依照碳的數量多寡，分為小於五個碳的短鏈、六～十二個碳的中鏈、及大於十四個碳的長鏈脂肪酸。脂肪酸依飽和程度，又可分為飽和脂肪酸（saturated）與不飽和脂肪酸（unsaturated）。碳鏈上的碳與碳之間結構為單鍵，是飽和脂肪酸，結構為雙鍵者，則是不飽和脂肪酸。不飽和脂肪酸中，只有一個不飽和鍵時為單元不飽和脂肪酸，如油酸，當超過一個不飽和鍵時為多元不飽和脂肪酸，如亞麻油酸、DHA、EPA。

此外，不飽和鍵的位置不同，脂肪酸也不同，若位在第三順位為 Omega-3 不飽和脂肪酸，第六順位為 Omega-6 不飽和脂肪酸，第九順位為 Omega-9。Omega-3、Omega-6 超過一個飽和鍵，是多元不飽和脂肪酸，Omega-9 只有一個不飽和鍵，為單元不飽和脂肪酸即 Omega-9。

蠟由脂肪酸及高級醇組成，這種化合物不能為人體吸收，不能食用，像蜂巢的蜂膠、蜜蠟，在人體中蠟也不多見，以耳垢為代表。

磷脂質是細胞膜成分之一，是腦、神經組織、肝臟、腎臟、心臟、肌肉等重要組織細胞不可或缺的物質，有分卵磷脂、腦磷脂。由於磷脂具有親水性和疏水性的兩種特質，一面可以與水融合，一面與水排斥，有助細胞能夠有效分別內外，就像保全人員一樣嚴密管控好壞分子，不讓搞破壞的分子恣意進出細胞。

膽固醇可分為動物固醇和植物固醇。人體的膽固醇三分之二是在肝臟合成，三分之一從食物中吸收。不同動物的膽固醇都一樣，可以互相取用，所以不用身體自己製造，直接從外攝取，對身體來說，是最省事、最便利的做法。

但是陳大哥一談到膽固醇可是氣得牙癢癢：「有什麼好處？我的健康報告與膽固醇有關的項目全異常，再異常下去，一堆疾病都要發生了。膽固醇這玩意兒，還是少一點，甚至相關的食物都別碰，才能一勞永逸。」

很多人都認為膽固醇有害無益，想盡辦法除掉它，事實上這想法是錯的。

膽固醇是組成細胞膜的主要成分，也肩負維持細胞膜運作的重要角色，還是合成荷爾蒙原料，像是副腎皮質荷爾蒙、性荷爾蒙、瘦體素，同時是合成維生素D、膽酸的要素。膽固醇對身體太重要了，我們要學會如何控制濃度，而不是一味地消除它。

簡單的說，脂肪是可以稱出重量的，屬於已經入庫儲存的，而脂質是流動的，還沒有進入倉庫。因此，體重及身形跟脂肪有關，而脂質則是跟疾病相關，像是三酸甘油脂、高密度膽固醇、低密度膽固醇、脂肪肝等。一個人可能體重（脂肪）過重，脂質正常，也可能體重正常，但脂質異常，這就是為什麼身材標準的人，也可能出現健檢紅字的原因。

脂肪儲存在哪裡？

油膩的脂肪好不容易被身體吸收了，究竟會被儲存在什麼地方呢？

脂肪、膽固醇、磷脂質等脂溶性養分進入腸道淋巴液中，會再進入血液循環，運送到肝臟經代謝作用後，被身體細胞利用。前文也有提到來自醣類、蛋白質、脂肪營養素產生的剩餘能量必須以脂肪形式儲存，成為身體的次要來源，之所以會用脂肪儲存，是演化結果，從過去食物來源不確定的時代得知，生物要生存必須儲存熱量，發現脂肪是最有效率的熱量儲存分子，比糖分子高二．二五倍，會以三酸甘油脂方式儲存在脂肪細胞中，它的備載容量，糖分、蛋白質遠遠跟不上，在食物來源不穩定的自然界，脂肪是動物真正的戰備糧。

脂肪儲存效果究竟有多好？

醣類的儲存型態是肝醣，年輕時，儲量至多一公斤半，老弱時，減少一半的量，一旦沒有進食，肝醣可供熱量大約只有一天的救急用度，之後就需再尋找其他食物來源。脂肪效果就好多了，一公斤的脂肪，在初冷或激烈活動狀態下，可以捱過兩週不進食。

電腦工程師小李看著自己的寬廣肚子，說：「哇！脂肪效果這麼強！一公斤脂肪可以斷食兩週，我一身肥厚脂肪，挨餓一個月不成問題！」

事實上，如果是為了偶爾為之的救急任務，備載量脂肪只要儲存五公斤就足夠了，一旦超過，反而變成生存負擔，原因無他，只要看動物頻道就可以發現端倪，無論是要追捕獵物，或從被獵捕中逃脫時，牠們必須迅速移動。如果身上多背二十公斤的戰備脂肪，移動效率一定嚴重拖累，勢必遭到死傷命運，所以備載量必須有所限制，避免度過了饑荒，又在快速移動中遭到生存淘汰。

脂肪經過身體演化機制嚴選成為戰備糧，總要有一個儲存多餘脂肪分子的倉庫，在哪兒呢？脂肪細胞就是油脂倉庫。脂肪細胞類似傳統住家的柴房，專門置放需要燃燒的木頭一樣，只是細胞膜很有彈性，像氣球一樣，可以被撐得很大。一個人體內脂肪細胞約有三〇〇億個，結構與一般細胞不同，倒像是盛著油水的微型塑膠袋，伸縮性良好。細胞膜裡面除含有細胞核及少量細胞質，幾乎都是液態脂肪，裝滿脂肪的脂肪細胞，體積可以膨脹到原來的四倍。

一旦食物來源缺乏時，身體這時就會從脂肪細胞裡提取脂肪分子，移入到粒線體內做燃燒。只是脂肪細胞儲存的不是微粒脂肪酸，而是分子量大的三酸甘油脂，可直接被粒線體取用。這種儲存方式，與國家儲存戰備石油的原理一樣，是以原油型態儲存，而不是精煉的汽油，三酸甘油脂好比是原油，脂肪酸就是汽油。研究顯示，脂肪分子在體內的擷取是有次序，首先會被內臟脂肪細胞擷取，包括腹部、後腹腔的肝臟、腸胃、心臟、腎臟、胰臟等，接著是皮下脂肪細胞，再來是四肢皮下脂肪細胞。為什麼會被內臟脂肪細胞優先擷取？由於內臟是生理健康的關鍵區域，需要極大比例的熱量，必須放在首要位置。

對於多背二十公斤戰備脂肪的比喻，小李有了回應：「就自然界生物獵捕情形，脂肪太多影響很大，會有滅種疑慮。可是現代人又不打獵，也不用躲野獸的攻擊，就算背了這些多餘脂肪也不會有淘汰之虞吧！」

小李說到重點了，只要是靠打獵求生存的動物，遠古時代的祖先也含括在內，為了度過饑荒，又需保持迅速移動的生存法則，所以演化一套精瘦體格，身體不會有過多的脂肪，而這也是本書一再強調的精瘦，才不會有滅種之虞。他認為現代人不需靠打獵求生存，所以背再多脂肪也不用擔心滅種問題，話是沒錯，但是過多的脂肪還是會產生慢性疾病危機，如果不將這些囤積的脂肪燃燒掉，一日復一日，最終會危害到內臟組織，影響生命垂危。

無論身上背的是多餘的十公斤、二十公斤的脂肪，都是身體一時間無法利用的脂肪，稱為「空脂肪」，我請小李想一想，希望一直背著這些不被身體利用的脂肪，一點一滴破壞內臟組織嗎？

他沒有正面回答我的問題，反而提出新的想法，顯示他關心囤積脂肪的倉庫已經超重：「脂肪倉庫已經爆量了，是要清倉，或是再擴建新倉庫？身體又有什麼機制去面對過多的空脂肪呢？」

人體智慧節能倉管機制

肥胖對狩獵者或被狩獵者都不是件好事，所以身體透過一套降低食慾的回饋機制控管攝食量，透過瘦蛋白（Leptin）和飢餓肽（ghrelin）源頭管理機制，以防止脂肪的儲存量繼續增加。當脂肪細胞被撐得過飽，壓迫到脂肪細胞核時，傳遞訊號的瘦蛋白激素會加碼大量製造，迅速進入血液中，不斷向大腦布達「停止進食」，以抑制食慾。

瘦蛋白數目與身體脂肪含量成正比，身體脂肪量下降，瘦蛋白也跟著降低，以刺激食慾。回饋機制不只是降低食慾，是完整的進食及停止機制。空腹時，胃部頂端就會分泌飢餓肽，通知下視丘傳達「需要進食」的指令，用餐後，胃部的伸張受器會傳遞「已經吃飽了」訊息給腦部，於是停止進食。

只要回饋機制正常運作，身體自然不會發胖，問題是被撐大的脂肪細胞是巨大的內分泌腺，所製造和分泌的細胞激素，不單只有瘦蛋白，種類繁多，其中包括發炎屬性的細胞素，會導致慢性病後遺症。常見的是心血管系統慢性發炎，無論是炎症分子或後續誘發炎症分子，都會在血液中運送流通。

血管壁是第一線慢性灼傷的組織，經年累月下來，血管壁傷痕累累，發炎情況更形嚴重，有可能引起血管破裂、崩塌的危機，另外傷害還會環環相扣，一併影響血糖、膽固醇、血壓等問題，說穿了，起因源自同一件事，身上背了太多空脂肪。

小李頻頻點頭：「原來人體有很強的智慧節能倉管機制，

只是我管不住愛吃的個性，我得要節制啊！我可不要三高跟著我一輩子。」

食物脂肪是怎麼送達脂肪倉庫？

從食物中攝取的脂肪，大部分被身體拿去利用，多餘的脂肪則會透過血液送到脂肪細胞儲存起來，多餘的醣類會送進肝臟，經轉化成脂肪酸，一樣經血液循環送到脂肪細胞，這些要被利用或儲存的脂肪，不像鹽或糖，只要不過量，放入水中是會溶解，而且看不見，要如何運送？

真的是一個大難題，不僅是不溶於水而已，更麻煩的是，即使是微小的一滴油脂，滴入水中，就會看得見，這是因為脂肪會被水分子排斥、推開，無法相溶，最後只有自己揪成一堆。在水滴入一小滴油，是一小滴，滴入五小滴油，可能還是五滴，持續滴入油滴，受到水分子的排斥、推來推去，會成為一大滴，若再繼續滴入更多油滴，最後會被水推成一大團油滴。這種成為大油滴的特性，若是發生在血管之中，是會致命的，因為血管中堆滿阻塞的油團，便無法進行血液循環。常在家裡做飯、有經驗的主婦們都知道，廚房洗水槽排水不良，常見的因素是洗碗油垢導致排水管阻塞。

到底身體怎麼解決脂肪運送的難題呢？

在演化過程中，身體成功克服高危險難題，發展出一系列運送脂肪的載具，讓脂肪在血管不斷流動運送過程中，避免受到飽含水分子物質排斥，推成一個個油團，造成血管阻塞，危及生命的憾事。

所謂一系列運油載具，就是一般人朗朗上口的低密度脂蛋白膽固醇、高密度脂蛋白膽固醇，還有乳糜微粒脂蛋白、極低密度脂蛋白膽固醇、中密度脂蛋白膽固醇。透過這些載具的運作，即使油滴之間有再多的碰撞，也不會推成一團油，而油分子的生理運作也會在有條不紊的流程下順利進行，讓以上的脂蛋白載具和細胞接受體搭檔，該上車的油分子上車、該下車的油分子下車，兩者合體演出，完成任務。我認為健康的油脂生理運作效率，絕對不會輸給快遞物流的精準。

以上脂蛋白膽固醇等載具，是由膽固醇、三酸甘油脂和特定蛋白質分子三個部門共同組成，由於彼此的組合比例不同，形成高、低不等密度的脂蛋白膽固醇。由於蛋白質分子較重，膽固醇、三酸甘油脂分子較輕，在高密度脂蛋白膽固醇組成比中，蛋白質占了五〇％以上，每一顆重量較高，就稱為高密度；相反地，低密度脂蛋白膽固醇組成比中，膽固醇占了其中六〇%以上，每一顆重量輕，就稱為低密度；至於極低密度脂蛋白膽固醇組成比中，三酸甘油脂占了六〇%以上，每一顆相對較輕，稱為極低密度。

大家都知道，心血管疾病已經嚴重威脅我們的健康。許多流行病學研究報告指出，低密度脂蛋白膽固醇濃度高，與心血管疾病是正相關，被稱為壞的膽固醇；高密度膽固醇濃度高，與心血管疾病是負相關，被稱為好的膽固醇。這樣的說法其實是一種誤解。

不論是高密度膽固醇或低密度膽固醇，同樣擔負油分子載具的任務，既然是運送工具，本身便沒有所謂的好壞之分。就像卡車一樣，會載沙發，也會載椅子，雖然沙發較貴，椅子較便宜，只能說物品有貴、廉之分，而不能說載沙發的載具是昂貴車款，載椅子的是便宜車款。

既然是載具，代表已經符合運載功能，所以我們應該要用另一種思維角度看待這件事，例如：若是在路上看到載椅子的車輛數目偏多，反而是要推估是不是以下原因造成：是工廠的椅子生產線正在加班趕工，致使產量太多？或是市場上椅子需求性變大關係？還是因為椅子都沒有賣出去，必須在不同展示店之間調度展售，所以被車子載來載去？

也就是說，低密度膽固醇並不是好、壞的問題，而是有異常升高時，需要盡速探索背後的原因，是不是身體脂質代謝出了哪些問題，可以與你的醫師詳細討論，並找出對症之道，有些可能是遺傳引起，有些可能是飲食不均衡形成，再針對原因進行改善。

對於膽固醇，很多人疑惑：「我長年吃蔬食，近幾年飲食幾乎是全素，蛋都不吃，膽固醇還是異常？」在他們的觀念裡，自己長年吃素，蔬菜、水果不含膽固醇，怎麼還是會有高血脂問題？

以非素食者來說，肝臟自行製造的膽固醇和食物攝取的膽固醇比，大約是六：一，以兩百公克的膽固醇為例，其中一七〇公克是由肝臟製造出來，食物攝取的量僅有三〇公克，可見食物攝取膽固醇對於血中膽固醇高低的影響相當有限。真正的原因可能是肝臟製造膽固醇的調控機制出了問題，必須了解是否是肝臟出了狀況，導致血中膽固醇異常。

脂肪細胞分布在哪裡？

脂肪存在脂肪細胞裡面後，幾乎全身上下都有脂肪細胞，只是身體的哪一個部位的脂肪細胞最多？又是怎麼分布？

脂肪細胞長在四大部位。依照分布的部位，簡單來說可以分為皮下脂肪、內臟脂肪、骨髓脂肪、肌肉脂肪四大群，不同群的脂肪細胞，生物化學屬性也不盡相同。

全身四處都有皮下脂肪，分布在真皮層以下，筋膜層以上的中間層。男性腹部是皮下脂肪最為旺盛之處，所以又稱腹部脂肪，女性是在骨盆下方的臀部、大腿部。內臟脂肪是位在腹腔內或胸腔內臟器部位的脂肪，主要是腸系膜，另外是指腎臟區、心臟區、腹罩脂肪區、肝臟區等。骨髓不只有造血功能，還含有眾多脂肪細胞。肌肉纖維之間可以堆積大量脂肪，積極運動，脂肪量會很少，長年沒有運動，脂肪又會大量囤積。

一般來說，男性荷爾蒙容易造成中央脂肪，女性荷爾蒙容易造成骨盆腔附近和大腿脂肪堆積，所以男性步入中年後，很容易有中廣體態，肚腹部越趨寬廣。至於女性到了更年期前後，因雌激素的減退和男性荷爾蒙的升高，腹圍逐漸變大，肩膀變厚，腿部變細小，也就是上半身大於下半身的身材，而且心血管疾病風險迅速提高。

陳大哥及小李兩個人是標準的大肚男，很擔心健康受損，會有新陳代謝症候群。

我請他們要分辨囤積程度。腹部脂肪又稱中央脂肪，如果堆在肌膜外面，相當於皮下脂肪，對健康影響相對較小，若是堆在肌膜內臟器附近，就是內臟脂肪，對健康的影響就會非常大。大家可以用手抓抓腰腹間的肉，只要可以輕易抓捏，鬆垮垮地晃動，這就是皮下脂肪。如果抓不住腰腹間的肉，又很緊實且飽滿，就是內臟脂肪。

內臟脂肪會傷害組織，堆在肝臟，是脂肪肝，影響肝功能；堆積心臟，會影響心臟功能；堆積胰臟，影響胰臟功能，可是脂肪的恐怖分子！脂肪儲存很有學問，正常是儲存脂肪細胞裡面，是不會傷害體內組織，當開始堆積在體內的其他器官，如腎臟、肝臟、胰臟等組織，醫學上的名詞是「異位性脂肪」，如果又出現胰島素阻抗問題，就形成「異位性脂肪分布症候群」，與新陳代謝症候群有異曲同工之妙，可是會損害健康。

但從老化的角度來看，內臟脂肪卻有不同的意義。演化理論是身體內臟獲取大量脂肪後，會先儲存，成為戰備糧，只是身體健康時，內臟生理運作活躍，會消耗掉大量熱量，不會讓內臟脂肪堆積，再加上避免淪為「胖的獅子捕不到羚羊、胖的羚羊活不過明天」滅種情勢，基礎代謝自動提升燒去多餘熱量，所以會保持精瘦原則。只是在內分泌退化，或進入老化，身體反而傾向保留熱量，以免生病或慢性病發生，無法有效攝取熱量時，事先儲存多一點的內臟脂肪，成為可利用的熱量來源之一。

膽固醇由肝臟調控不用儲存

儲存脂肪的倉庫是脂肪細胞，那膽固醇是儲存在哪兒？陳大哥的健檢報告中有低密度膽固醇紅字，很想了解膽固醇存在哪兒？血液中的低密度膽固醇怎麼會這麼高？

人體儲存油脂的方式，分為脂肪和膽固醇兩部門。只是合成一個膽固醇分子，對身體來說，需要耗掉很多的能量，並非好事，演化促使不同動物與人體擁有同樣的膽固醇分子，這是件好事。就野外生存而言，真是智慧之舉，只要直接從其他物種取用膽固醇，不用勞煩自己肝臟製造，省事多了，大家運用無差異的膽固醇分子，在不同動物之間循環使用，不僅讓肝臟省事，又減輕工作負擔，一舉兩得。從外攝取的膽固醇多，肝臟就做少些；若攝取的少，就多做一些，肝臟細胞有一套自我調控機制，會管控身體的工作平衡，類似室內智慧恆溫控制，會隨著環境當下溫度調控恆溫。

體內的膽固醇就像屋頂的水塔一樣，也有一套自動調控機制。水塔裡的浮標會偵測水的容量，當塔中的水太多或太少時，自動調控機制就會啟動，將水量調整成跟平日一致。血液中的膽固醇也是如此，自動調控機制會設法維持膽固醇的濃度穩定，但是如果煞車系統故障時，很可能就會促使膽固醇濃度破表。現在已經有很多醫學報告證實食物中的膽固醇對人體膽固醇濃度影響不大，通常膽固醇異常者，主要還是體內的調控機制出了問題。

脂質容易氧化怎麼保護？

脂質容易氧化酸敗，以含油脂的核果食物為例，只要聞到耗油味，就是酸敗了，不要再吃了。體內的脂質一樣會氧化，那麼身體該怎麼保護呢？

脂質中的不飽和脂肪氧化程度比飽和脂肪快很多，透過自由基填充脂肪裡的雙鍵部分，就會形成極不穩定過氧化物，之後會繼續氧化，產生醛類、酮類及有機酸等。一旦脂質成為過氧化物，就會變成毒素，危害身體健康。許多慢性病的發生皆與脂質氧化有很大關聯，例如血管壁滯留的脂類物質，均是氧化物，血液中過多的低密度脂蛋白也是被氧化的脂蛋白，導致動脈粥狀硬化。

乍聽之下這比存款貶值還要可怕，脂肪過氧化似乎沒有辦法避免，過氧化食物可以不吃，但體內脂肪又是怎麼防制的呢？

體內脂肪分子的確潛藏著被氧化的危機，防止脂肪過氧化是體內非常重要防禦機制。

前文提到脂肪細胞好比倉庫一般，有保存脂肪的功能，儲存在裡面的脂肪不會與氧接觸，可避免氧化危機。另外，在血液中流動的動態脂肪也有一套抗氧化機制，這些脂肪全部被脂蛋白包裹著，形成微顆粒，避免和氧接觸，所謂微顆粒就是高密度膽固醇、低密度膽固醇等載具。

可是流動中的脂肪分子一不小心，就被氧化、餿掉，身體會怎麼做？會透過血管壁上的巨噬細胞吞食、移走。問題是餿掉的脂肪分子太多，搬都搬不完，巨噬細胞可能都會過勞而陣亡，堆積過多後，就會發生血管粥狀硬化。

至於膽固醇，是不容易變性餿掉，但困擾是不容易代謝，需要耗費一番功夫。一旦體中膽固醇濃度太高時，肝臟會耗用大量酵素來代謝，萬一肝臟出現過勞，就會變成雪上加霜的負擔。

脂質如何被燃燒利用？

前文有提到脂質是人體能量來源，雖然轉化能量過程非常緩慢，而且效能不及醣類，仍然是體內最大的能量來源，脂質如何燃燒被身體利用，是接下來要探討的內容。

眾多脂肪細胞的集合，會組成脂肪組織，一般會用白色脂肪和褐色脂肪區分。關於白色脂肪和褐色脂肪，也有許多有趣的小故事。

南極的皇帝企鵝，胖嘟嘟的身形加上笨拙的動作，讓很多人忍不住大呼：「可愛！」在冰天雪地的環境下，這些企鵝們整個冬天就是成群結隊地窩在一起，動都不想動。有看過相關紀錄片的人，一定對牠們生活的方式印象深刻，企鵝爸爸跟企鵝媽媽輪流孵蛋時，只是用腳緊緊夾著，雖然不動，但也不會失溫，這是為什麼呢？再換個故事，三萬年前的原始人孕育小寶寶，他們能拿來保暖的就只有幾張毛皮而已，在寒冷的嚴冬裡，他們是如何度過低溫甚至飄雪的氣候？如果把一個三個月大的小寶寶，跟一個六十多歲的阿婆都丟在野外，寶寶竟然比老人更具生存能力，為什麼呢？答案就是褐色脂肪！

企鵝跟人類的寶寶一樣，身上有很多的褐色脂肪，褐色脂肪可以直接變成熱量，不需要經過轉化的過程。因此我們常說小孩屁股三把火，其實是有道理的！可惜的是，人類的褐色脂肪會隨著年紀增長而消失，取而代之的是白色脂肪。剛出生的寶寶，身上大約有四分之一的褐色脂肪，但等到變成六十多歲的阿公、阿嬤時，就只剩一％而已。褐色脂肪跟白色脂肪的差別在於，兩者的生化代謝途徑是不一樣的。褐色脂肪可以直接產熱，但白色脂肪卻要先轉成ＡＴＰ。這就是企鵝不用運動，也不用擔心身上熱量不夠的秘密。

白色脂肪組織，就是大家常說的肥油，負責儲存能量，其中的三酸甘油脂最後都用來生產ＡＴＰ，提供人體能量；後者是嬰兒的脂肪，主要功能不在儲存能量，而是轉換能量，燃燒脂肪組織，由於是直接產熱，不用倚賴肌肉收縮，這就是幼兒全身熱呼呼的原因之一，只是長大後就會快速減少，只存在成年人頸部及鎖骨上方、主動脈附近縱隔腔、胸椎兩側及腎臟上方等處。

關於脂肪燃燒，有位病患聽從別人的建議：「要減重，首要就是喝水。」深信不疑，每天拚命喝足夠的水，體重還是居高不下。

多喝水真的是一個簡單的方法，但真的可以加速脂肪燃燒？

這樣的說法當然是錯的，因為油水不溶的特性，脂肪怎會隨水排出體外？前文有提到油脂吸收與運送都有一套特別的機制，以因應油水不溶的問題，因此脂肪燃燒過程也是格外細膩，可以用「九彎十八拐」形容。

當吃進去身體裡面的卡路里低於活動所消耗的量，也就是輸入量低於出口量時，身體會產生脂肪動用激素（fat-mobilising hormone）因應能量的缺乏，脂肪動用激素會下達指令，讓脂肪分解酶進行分解脂肪的任務，接著脂肪細胞

油脂從脂肪細胞移出到粒線體內燃燒的過程圖

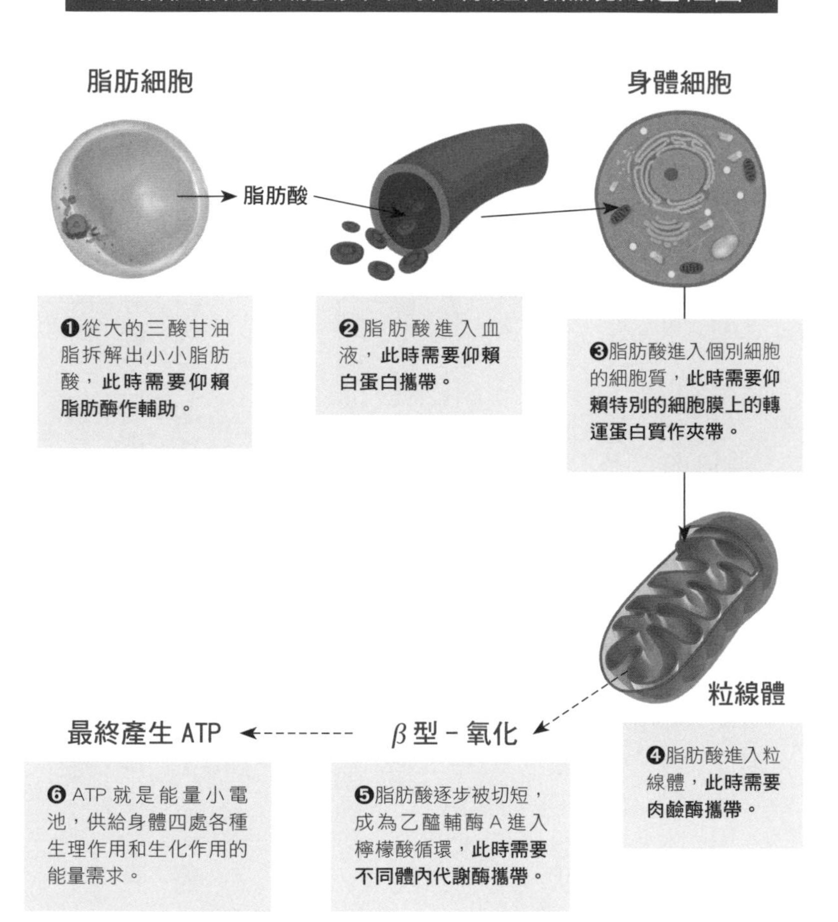

裡的三酸甘油脂會分解成一個甘油分子與三個脂肪酸分子，甘油會進一步被肝臟分解，以釋出能量，而脂肪酸分子會直接在血管中透過脂蛋白的協助運送到肌肉，以提供人體所需能量。

我要強調的是，脂肪儲存與脂肪提領是不同的脂肪結構，運送食物中的脂肪進入到脂肪細胞儲存，仰賴高密度膽固醇、低密度膽固醇的脂蛋白系統載具，載運的是三酸甘油脂；而從脂肪細胞提領能量供身體使用，所運送的則是脂肪酸，類似入庫倉儲與出庫派送的概念。

派送到身體各處細胞的脂肪酸，因為部位不同，形狀也會有所不同。有些很長，超過二十個碳鍵，需要再切割成最小的兩個碳鍵單位，以便進入粒線體燃燒，就像木材要放入窯灶中燃燒之前，須先將大樹幹劈成小木塊使用的

油脂從腸道吸收進入體內的過程圖

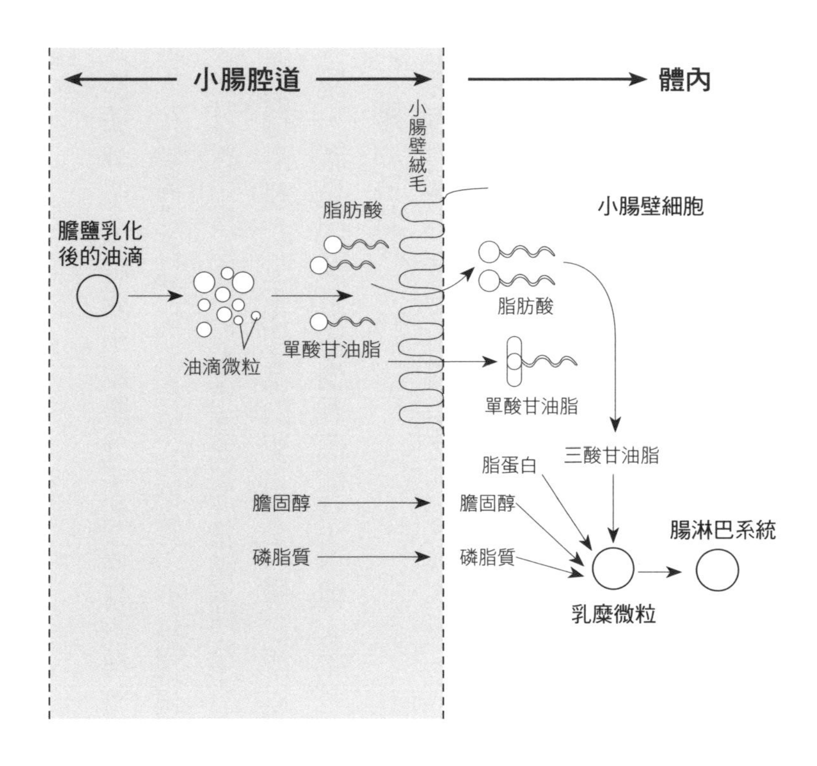

道理一樣。

將大脂肪分子分解成小脂肪分子的過程，稱為β-氧化作用，進入粒線體進行燃燒流程更為繁雜，但是透過一系列嚴謹作用後，就會生產出生命最重要的能量電池ATP，提供給體內需要進行生理和生化作業的使用。人體之所以能夠追趕、跑、跳，就是因為這顆備載高能量電池ATP的關係，供給我們活躍的能量。

但是弔詭的是，食物中的脂肪很容易入庫，只要大吃大喝一段時間，全身就堆滿了脂肪細胞，但是要提領出來使用，或是要燃燒無用的空脂肪，甚至是已經酸敗的氧化脂肪，身體B分子常是不放行，而這就是有代謝脂肪需求者必須要理解的原因。我始終相信越是了解體內脂肪生理作用，在檢視自我減重的過程，就會發現我們誤解脂肪的無用論了，同時犯下以為吃得少就可以減重的迷思，如果再用淺道理進行減重，忽略了身體設計的奧妙道理，終將擾亂整套身體運作機制，導致減重失敗。

第 3 章

不吃就會瘦？認識基礎代謝率

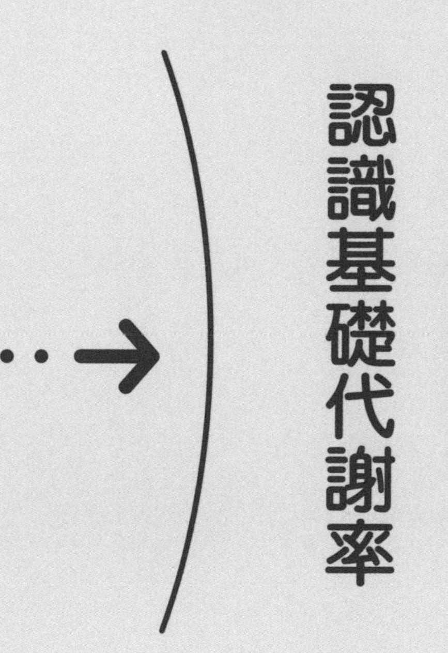
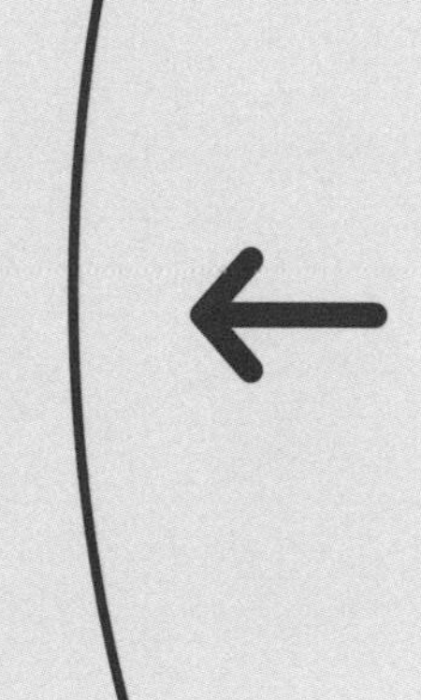

電腦工程師小李是積極減重者，嘗試過「五／二輕斷食減肥法」，這是一種簡易減重方式，一個星期任選兩天斷食，熱量攝取不超過六百大卡，他深信減少進食，身體就會轉而燃燒多餘脂肪。聽了我對脂肪生理作用的解釋，小李豁然開朗：「原來脂肪代謝不是一進一出那麼簡單，或是一加一等於二，利用斷食減重是無法如預期般達到，反而會遇到瓶頸。」

電腦工程師小李遇到的減重問題，也常常發生在不少減重者身上，總以為少吃、多動準沒錯，但是大家輕忽人體各項運作全是經過長期演化而來的精密設計，不是用簡單的少吃、不吃就能達成，甚至會越減越重。

前文提到脂肪基於不溶於水特性，身體要吸收已是大費周章，加上是生理活動重要物質，所以從身體對於脂肪燃燒會考量再三，不輕易放行，那堆積在身體裡面的空脂肪要如何消除？我將傳授一套一勞永逸的脂肪代謝法，幫助大家精瘦又健康。

減重第一步驟：認識基礎代謝率

遠古時代，食物的取得是不可控制的，有可能今天打獵取得了一頭羊，可以好好飽餐幾天，但吃了大餐，也可能好幾天都找不到其他食物。我們的身體為了因應這樣的環境，自然會演變出一套可以適應的生物機制。否則，當食物供應總是急遽變動時，體重也會跟著快速變化。當時人們一有食物就吃到飽足，吃完了倒頭就睡，但這樣的生活方式卻不會胡亂發胖，聽起來是不是很令人羨慕？其實，不只是原始人，包括現代人體內都有一套調控系統，會將體重調控在變動十％的安全範圍內。這套機制是因應演化而來的，目的是讓體型保持「精瘦」，這樣脂肪才不會無限上綱地堆在身上。

看到這裡，你可能會感到疑惑，剛剛不是說遠古時代食物變動很大嗎？那多囤一些脂肪在身上，以備不時之需難道不好嗎？不管是原始人或野外動物經常都要狩獵，有時為了保命也要快跑，想想看，如果身上背著一個大油袋怎麼能跑得快呢？身形肥胖、行動遲緩的人不但搶食物的動作比別人慢，甚至遇到危險時還可能小命不保呢！

因此，保持精瘦對生存才是有利的。

那麼，身體到底是如何保持精瘦的呢？體內多餘的熱量，身體會以一種內建的生理工具將其空燒掉，就是平白消耗掉的意思，防止過胖。透過這樣的生理空燒機制，讓身體維持精瘦。其實空燒的機制，很多人應該不會覺得陌生，那就是減肥時常聽到的名詞——基礎代謝率。

基礎代謝是讓身體保持精瘦的重要燃燒工具，而且源自演化結果。「保留熱量」與「消耗熱量」放在天秤的兩端，生物為了生存必須保留熱量，不過倘若無限制保留熱量，又會有過重的危機。過重對於生存很不利，胖獅子捕不到羚羊，胖羚羊躲不過獅子追捕，最後終將面臨生存、滅種危機，因此動物會將天秤兩端維持在一個平衡點，支撐平衡的支點就是基礎代謝率（Basal Metabolic Rate, BMR），讓身體既有熱量維持身體正常運作，又可以消耗掉多餘的空脂肪。

基礎代謝就是身體毫無動作，既沒有走路、沒有講話，也沒有和環境互動的極端靜態下，身體基本性會耗去的卡路里的量。這就好像是房子的基本電費，冷氣雖然沒有開，但是冰箱、插座、燈等總是會消耗一些電。除了提供體溫、身體呼吸所散去的熱量等，基礎代謝最主要的用途是維持內臟的運作，例如：心臟要收縮、細胞要再生、內分泌要合成、肝臟要解毒、各種分子要合成、消化道要分泌消化液、腎臟要過濾……任何人都有基礎代謝量，只是高低可以相差甚多。

很多人以為年輕人的基礎代謝率肯定比較高，中、老年時勢必逐步下降，其實這樣的說法並不正確。基礎代謝率和身分證上的出生年月無關，並不是年紀大就會自動下降，年紀輕就會比較高。既然是工具，它是可高可低的。

如何計算基礎代謝率

身體消耗熱量的方式主要有三種，第一種是基礎代謝率，維持身體基本生理活動需要的熱量，占的比例很高六十五％，第二種是身體活動、運動時所需的熱量，約占二十五％，第三種是消化作用時所需的熱量，占十％。也就是說，我們每天吃進去身體裡面的熱量，三分之二是用在維持身體基本生理活動，所以在減重以前，一定要先計算這一部分的熱量究竟是多少，而且必須要攝取足夠，身體才不會出現類似饑餓的恐慌，啟動保留熱量的危機模式。簡單來說，如果你的基本代謝率是一二〇〇大卡，即使整天在睡覺，沒有從事任何活動，這天消耗的熱量就是一二〇〇大卡，因此必須補充足量的一二〇〇大卡。

要如何計算每個人每天的基礎代謝率？美國運動醫學協會提供以下公式，只要將個人的資料填進公式，就可以計算出來，利用網址（http://www.dreye-health.com/SingularController?service=goCheck&path=bmr）也可以快速查詢。

BMR（男）＝
（13.7× 體重〔公斤〕）＋（5.0× 身高〔公分〕）－
（6.8× 年齡）＋ 66

BMR（女）＝
（9.6× 體重〔公斤〕）＋（1.8× 身高〔公分〕）－
（4.7× 年齡）＋ 655

基礎代謝率短期內很少改變，不過會隨著年齡增加或體重減輕而降低，又會隨著肌肉增加而提高，嬰兒時期的基礎代謝率最高，然後會慢慢下降，到了十八至二十五歲時，基礎代謝率又會達到高峰；過了二十五歲以後，基礎代謝率開始下降，每十年約下降五至十％；五十歲時，基礎代謝率已經降低十五至三十％，這就是五十歲以後身材走樣原因。另外疾病、進食、環境溫度變化、承受壓力等狀況，也會改變人體的能量消耗，進而影響基礎代謝率的高低，也就是說基礎代謝率是會隨著條件有所改變，所以熱量攝取也需要跟著調整。

計算正確基礎代謝率後，再根據數值及每日工作的輕、中、重勞動程度推估一天需要消耗的熱量，決定一天的攝取量，依活動量的不同，所增加的熱量約在四百至六百之間。身體為了常保精瘦，一旦發現攝取過多熱量，就會提高基礎代謝率，把多餘的熱量空燒掉，如此一來，體重就不會增加。如果身體意識到熱量攝取來源不足，為了避免熱量不夠用產生的危機，就會保留額外熱量，大幅降低基礎代謝率，以節省熱量消耗，讓熱量盡量留在體內。

為了讓大家清楚了解基礎代謝率的運作，我以四十二歲、體重八十公斤、身高一六五公分的 Janet 減重例子詳說說明。

經過計算，Janet 一天所需的基礎代謝率是一五五三大卡，而每天所需的日常活動能量消耗，有兩種計算公式，一是

ＢＭＩ在標準值以內的人，將體重×三十，一是ＢＭＩ超過標準值以內的人，將體重×二十五，Janet 的ＢＭＩ是二十九點三，日常活動能量消耗是二〇〇〇大卡。

基本上，Janet 每天基本的熱量攝取應該是在三個數值之間，最低數值是基礎代謝率的一五五三大卡，最高數值是二〇〇〇大卡，最適合的熱量是最低及最高的中間數值，如果一下子將熱量調降為一四〇〇卡，已經比基礎代謝率還要低的話，剛開始第一週的確會瘦，原因是身體還沒有準備好，可是突然間少了這麼多熱量，身體會開始手忙腳亂、很緊張，因為熱量不夠用了，為了自救，首當其衝的是內臟燈泡一個個被迫關掉，進入省電模式。這就和手機電池不足一樣，會進入省電模式是同樣的原理。

身體的省電模式一出現，會有哪些表徵？排毒下降、修復下降、再生下降……身體會處在半燒焦狀態，但是減重者不會察覺，發現體重有減輕傾向，更是開心地繼續減下去。身體原本期待進入省電模式，撐一段時間過後，熱量會源源補給，結果救援部隊遲遲未到，最後會進入節省熱量的特別時期，進入減重撞牆期，不會再燃燒脂肪供給熱量，於是體重再也瘦不下去。

往往走到這一步，減重者就會想說：「唉！減到盡頭啦！減不下去了，算了吧！」只要有放棄心態，此時哪怕只是多吃一點點小東西，身體一見熱量進來猶見救星一般，瘋狂抓住不放，身體自動切換危機模式「下降基礎代謝率，提升保留模式」。這下慘了！最後代價就是復胖，一復胖就更難瘦下來，若再反覆減重兩、三次，要瘦變得困難重重，因為身體已經有「危機模式」的經驗及機制，想要舊技重施，難如登天。

如果最初減重時，是遵守基礎代謝率「每天應該吃的熱量＜日常活動消耗量」的生理演化機制，身體就不會亂了套，因而發生復胖情況。如果你有嘗試減重又復胖的慘痛經驗，是不是很想了解已經進入危機模式的下降基礎代謝率，又該如何重新起動，提高代謝率？

減重第二步驟：內臟運作好，身體自然不會胖

ＡＴＰ對身體很重要，扮演能量運儲者，人體需要能量，只要用到能量，就必須使用ＡＴＰ，但是不是表示人體內有越多ＡＴＰ越好？另外製造ＡＴＰ需要熱量，那麼體內儲存的熱量是不是也越多越好？

這個道理就好像汽車需要電瓶，難道車上的電瓶也要越擺越多嗎？電瓶既占空間，載重又耗油，所以絕對不是越多越

好；ATP和熱量也一樣，只要夠用就好，一旦太多，就會變成一種負擔。正如絕大多數的賽車手、賽馬騎師的體型都很精瘦，這是因為降低負重，有利於賽車或賽馬時的速度提升，太過壯碩的身材，並不利賽車或賽馬時所需的瞬間爆發力。

人體的脂肪組織是儲存熱量的倉庫，所需熱量越多，就需越多的脂肪組織，體重會跟著越來越重。自然界裡動物的捕獵、脫逃，都是生死一瞬間，速度和爆發力往往是決定生死的關鍵。我們從沒看過發福的獅子或是肥胖的羚羊，因為胖子是難以在自然界存活，在適者生存的大自然中，太肥的獅子肯定很難捕捉到獵物，太胖的羚羊恐也會很快成為獵殺者口中的肥羊。過度肥胖對生物而言非常不利，只有維持精瘦身材才是生存的硬道理。

現代人常常飲食無度，明明肚子不餓，還是一直吃東西，不知不覺中吃下超量熱量，身材自然變得肥胖臃腫，就像是獅子背著一隻羚羊在身上，如果要追逐獵物肯定跑不快。肥胖者天天承載著過重的脂肪工作、過日子，一樣是不健康的事。

創造身體健康感，進入精瘦模式

前面提到基礎代謝率，也提到Ａ、Ｂ分子特定調控系統，目的是在消弭大家追求零脂肪的迷思，避免越減越重。接下來，我會詳加說明調控機制的運行。

Ａ分子能夠甩去多餘脂肪的分子，為了確保Ａ分子運作準確度，有一個Ｂ的監督分子。Ａ分子的任務是提高基礎代謝率，會促進脂肪燃燒、提升體溫、將血糖搬進細胞內使用、活化內臟器官作業，藉以消耗熱量，讓身體保持精瘦。經常運動、保持好心情、正面思考、維持充分的血氧量，也有助於

Ａ分子的活化，許多身心健康的年輕人，好像怎麼吃也不會胖，就是因為體內的Ａ分子活躍。

但是Ａ分子的基本設計原理跟火車的普通車一樣，經常處在剎車狀態下，只有在Ｂ分子允許放行下，才能放掉剎車系統，讓列車得以前進。也就是說，Ａ分子是有提高基礎代謝率的作用，但只有在Ｂ分子允諾放行，收起剎車系統，才能發揮基礎代謝率作用，消耗熱量；只要Ｂ分子不放行，Ａ分子便無法起到作用。

Ａ分子受制Ｂ分子的監督，是人體與生俱來的調控能力之一。為了維持身體健康，大腦會透過調控及指示的作用，讓不同分子做好本分工作，避免身體出亂子，一旦機制趨亂，無法精準調控，身體危害就會隨之而來。

Ｂ分子放行是有條件的，如果攝取的熱量是介於最低及最高之間，身體自然會在消耗熱量及儲存熱量之間取得平衡，因應自然界的競爭，所以Ｂ分子會燃燒多餘的空脂肪，不會成為身體負擔。

Ａ、Ｂ分子要發揮作用必須要在正常的飲食攝取，如果長期都是熱量過剩，身上的肥油也是減不下來的。

熱量是人體必需品，但是過多的熱量會變成傷害人體的毒物，會提高身體的亂象。所以人體會在儲存與燃燒脂肪之間取得理想平衡點，如果任意吃喝、飲食無度，又缺乏良好消耗熱量的生活、運動習慣，讓脂肪細胞無限擴大，無疑是陷入危及生存的險境。脂肪細胞總數是有極限的，長年飲食過量，脂肪細胞會出現連門都關不上的爆倉狀況，為了自保，爆倉的脂肪細胞會發出減少過多熱量累積的分子訊息，通知大腦要減量，例如胃口變差、容易飽足，或是降低腸胃吸收能力的訊號，因為身體脂肪超量。

這些自保的分子訊息，有的是扮演傳遞訊息的通訊官角色，有的卻是促使全身各處發炎反應的壞分子。身體發炎時，免疫系統會以為有外來細菌、病毒進入，或有叛變分子作亂，會出動各個免疫細胞進行攻擊，如果反覆發炎，會對組織器官產生難以估計的磨損傷害，現代人的肥胖慢性病就是最佳徵兆，為什麼要減重？因為身體已經知道背負太多脂肪的壞處，無論減重過程是多麼掙扎，也要回復到精瘦體格。

我一直強調ＢＭＩ、體脂肪、內臟脂肪、腰圍這些數字，是因為當ＢＭＩ超過二十五、體脂肪超過三十％、內臟脂肪超過十％，或是女性腰圍超過八十公分，男性腰圍超過九十公分，只要身體出現任何一個超過狀態，都是異常數值，反映身體已處在熱量中毒狀態。

那麼要如何做，才能防止熱量中毒？就是要創造身體健康感，我稱為「欺敵做法」，要讓Ｂ分子放行的關鍵是讓身體覺得燃燒脂肪是正常運行，有哪些方法有效？透過適量運動，無論是大肌肉或小肌肉的收縮都是可行之道，另外提升末梢微循環、釋放壓力、促進血中含氧量、改善三高慢性病等，只要異常數值越來越少，身體健康感的分數越高，就能令Ｂ分子漸漸放行。

所以，僅僅減少進食，絕對不如欺敵有效，想要減重有成，必須懂得身體運作，越是了解Ａ、Ｂ分子的運行，就不會再用淺道理的減重方式減重，少走許多冤枉路。

第4章

遵循生物的精瘦法則，從裡到外都健康

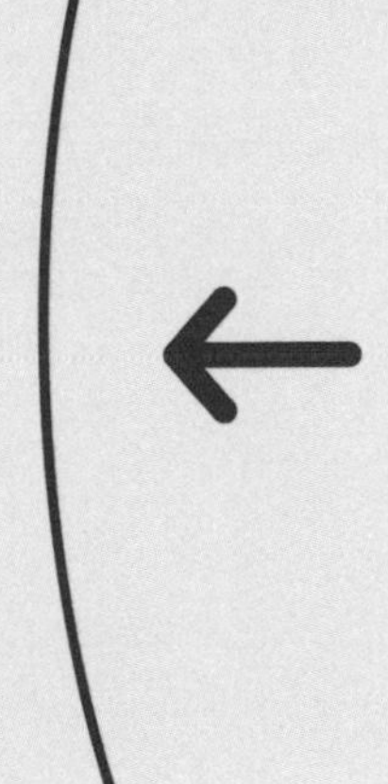
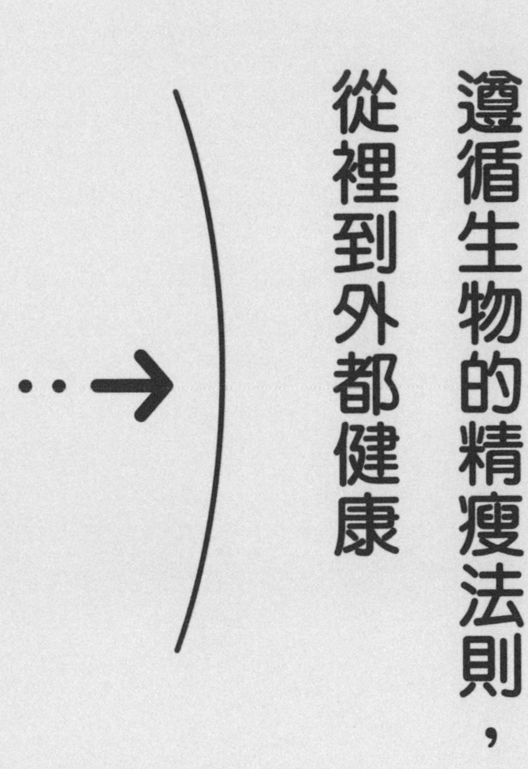

我常說人體是一具生物機器，很有智慧，卻非常複雜。整套作業系統是依循大自然千萬年轉變演化而來，不能只用表層的淺道理看待身體的運作，需要像一名雕刻家，用鑽研角度端詳每一寸肌理及細胞組織演變軌跡，也就是說改善脂質問題，必須將存留在你我體內的演化機制一併考量在內，了解脂質存在生物體內的深層道理，才能知道要用什麼方法雕塑精瘦體格。

依照演化原理，人體組織設計的初衷，與為了應付不可預測，卻需要面對的外在生存環境不無關聯。幾萬年前，是沒有冰箱可以儲存食物，也沒有便利商店隨時有食物可以飽餐一頓，當時獲取食物的狀況很多樣，今天吃飽，明天卻不一定有食物可以吃，而且所吃的食物，有可能是極度新鮮，因為幾分鐘之前，眼前的食物還是活體，也可能是臭氣薰天的腐敗食物。因為一個人吃的份量有限，吃不下剩下的食物會被細菌、蚊蟲啃蝕，等到隔天再吃時，已經腐敗了！有時候天氣不錯，天天都可獵取食物，日日得以飽食，未料一場暴風大雨，所有野外動物躲避風暴，挨餓幾天也是常有的事。

萬古以前年代的食物供給，沒有現代社會習以為常的定時定量模式，而是一種綜合隨機及倉促獲取的性質。活下來是生存最高水平，為了要存活及延續下一代，每一個存活下來的個體都配置奧妙的生理運作機制，這套運作的機制就是演化，為了適應自然環境的演變，體內組織會不停歇進行調整，就是希望學到如何從天災、掠食者手中找到一種自我保護的機制。

與大自然競爭之下，人類體格始終保持精瘦，食物量少時，不會餓到像一張薄紙；食物量多時，也不會持續增胖，胖到無法捕獵。如果依照算術法則，食物饑荒季節，每天減少一五〇〇大卡，半年後就剩下一公斤重；食物充沛季節，每天增加一五〇〇大卡，半年後就會走不動了。但是經過演化調整後，體內已經配置一套調控平衡模式的工具和系統作業，絕對不會讓人類成為簡單算術法則下的瘦子或胖子。

大自然界的每一種生物，都是經過時間巨流逐步演化成今日面貌，人類也不例外。為了要進一步了解脂肪對身體的作用，以及為什麼要保有精瘦體格的原因，需追溯源頭，從靈長類的演化發展談起。

永不復胖的脂肪代謝法

演化與脂肪之間的關聯性，懂了、照做就會精瘦，值得我們花一些時間去了解。

我會不斷強調演化與脂質的重要性，是因為靈長類物種為了解決脂質在血液中油與水不相容的困境，經過一代又一代的演化，不知不覺發展出一套既複雜又繁瑣的脂質分子代謝運作。複雜、繁瑣是為了解決困境，只是困境解決了，但也容易出錯，常會出現脂質代謝異常。怎麼辦？最佳良策就是透過持續不斷的生活保健，來防止及降低發生率。

為了防止脂質代謝異常，醫學、營養學、健身、運動等各界專家均提出不少見解，上網搜尋即可以看到有幾十萬筆相關資料，若將這些資料加以匯整、統計，多半傾向「減少攝取」和「增加運動」兩大面向，看起來言之有物，實則太過簡單。說穿了就是簡易算術方案，減少攝取就是減法，目的是降低進入身體裡面的熱量；增加運動就是加法，目的是提高熱量消耗。理論上很合理，一加一減，體內儲量就會減少，但是保健效果很有限，又常會出現不少唐突現象（見第１２２頁圖表），使得要杜絕的脂質代謝異常問題層出不窮，無法迎刃而解。也就是說，一減一加以外，必須增加演化論點，才能有效防止脂肪異常代謝，也不會減重後又復胖。

我們常說「知彼知己」，既然是要防止脂質代謝異常，自然要懂得脂肪生理的深道理。透徹了解後，才不會誤入淺道理的陷阱中，怎麼做都會有唐突現象存在，無法獲得實質上的健康。

你必須知道的唐突現象

一般人以為利用「減少攝取」和「增加運動」兩大做法，就可以瘦下來，同時改善脂質代謝異常。可是我在看診時，常會出現不少唐突個案。

脂質代謝異常造成的唐突現象

個案描繪	看似理想的防止做法	出現的唐突現象
纖瘦的中年女性，體態輕盈，看似身體脂肪量少	信奉少油、無毒的有機飲食	· 罹患脂肪肝 · 膽固醇過高
上班族主管	下班後運動，中午吃生菜沙拉	· 六年下來，膽固醇指數依舊過高，沒有維持正常
已退休七年的男子	注重生活運動	· 除了脂肪肝以外，其他生化檢測數值都屬正常
出家師父	長年吃素	· 膽固醇過高
慢性病住院病人	胃口下降，飲食退化，熱量攝取明顯不足	· 三個星期下來，體重明顯下降，但脂肪肝卻變得更嚴重

照理說減少食物攝取及增加運動的做法很合理，應該會瘦得健康，不會出現脂質代謝異常。針對上述唐突現象，專家們通常會給予以下這些解釋：飲食管理執行不夠徹底、飲食中的油脂太多，所以膽固醇降不下來。年紀增長因素、飲食中含有隱性的油脂或膽固醇、吃太多食品添加劑或吃到黑心油、服用西藥關係、睡前吃宵夜、體質引起、遺傳或基因造成、壓力或過勞、暴露環境毒素過量、B肝或C肝引起……只要想得出來的各種理由，都可能從他們口中說出來。

有關唐突現象，小李、陳大哥、M小姐、沈小姐都覺得自己就是代表，明明已經少吃了，也很注重運動，可是低密度膽固醇或三酸甘油脂依舊偏高。

曾經我也不了解唐突現象，後來比對門診個案及流行病學資料，仔細研究分析後，理出了頭緒。我們也可以從流行病學資料看到不少唐突現象，日本國民膽固醇數值偏高就是典型代表。日本人飲食一向清淡，而且常吃魚類等含有 Omega-3 不飽和脂肪酸的食物，飲食方式可說十分受到營養界推崇。依據少油、味道清淡的飲食原則，日本國民的膽固醇應該普遍正常才是，但事實卻不然，他們的膽固醇數值一樣很高。依據二〇一四年日本厚生勞動省《国民健康・栄養調査結果の概要》調查顯示，二十歲以上男性膽固醇平均值一九六・六 mg/dl，女性二〇七・二 mg/dl，比起前兩年統計更為升高；依照國際膽固醇正常值上限二〇〇 mg/dl 估算，日本成年男性膽固醇平均值已瀕臨異常邊緣，女性平均值也已超出正常上限。

另外一個是臨床推估報告，採用醫療院所病人的就醫資料推估脂肪代謝異常人數，只要脂肪數值中的三酸甘油脂超過一五〇 mg/dl、低密度膽固醇高過一四〇 mg/dl、高密度低於四〇 mg/dl，任何一個數值異常，就歸為脂肪代謝異常。結果顯示二〇六萬多人屬於脂質代謝異常，其中男性約六十萬人，女性約一四七萬人，女性異常竟是男性的二．五倍。一般人的印象中，女性較重視體態，只要超過標準體重，就會想方設法減重，而且比較不會亂吃高油、高熱量食物，怎麼反而女性膽固醇平均值會比男性來得高？看到這樣的結果更是令人感到好奇，台灣的情況又是如何，是不是也與日本相同？

依據衛福部國民健康署對高血脂定義，是將膽固醇、脂肪混合在一起，主要重點是連結服用藥物達到降脂目的，所以官方發表的內容多半以膽固醇≧二四〇 mg/dl，或三酸甘油脂≧二〇〇 mg/dl 做指標，在用藥降脂標準之下，台灣脂質異常率是九．七％。國民健康署所發表《二〇〇七年台灣地區高血壓、高血糖、高血脂之追蹤調查研究》統計，一樣採用膽固醇

≧二四〇 mg/dl，或三酸甘油脂≧二〇〇 mg/dl 做為為高血脂異常的標準。調查結果發現四〇～四十九歲的台灣民眾，高血脂異常比例為二十三．一%，五〇～五十九歲為三十一．〇%，六〇～六十九歲甚至高達四八．一%，其中六〇～六十九歲女性族群，高血脂異常達五十九．六%，遠高於男性三十六．九%。從台灣的統計資料，得出了另一個值得探討的議題。以一般人的經驗來說，六〇～六十九歲族群比五〇～五十九族群吃得少，五〇～五十九歲族群又比四〇～四十九吃得少，所以高齡罹患高血脂機率應該比較少，事實不然。年齡越長，罹患率越高，女性異常情形也比男性來得高。

類似的脂質代謝異常唐突現象，也發生在非酒精性脂肪肝。依據財團法人台灣肝臟學術文教基金會資料顯示，國人罹患脂肪肝比率介於二十六%～三十四%。又依據中國醫藥大學針對六十五歲以上民眾的免費健檢資料分析，高齡女性罹患率比男性為高。該項統計人數有一六二名，平均年齡七十三．五歲，研究顯示，共有七十八人罹患脂肪肝，比率四十八％，約每兩位就有一名老人罹患脂肪肝，其中女性比男性為高，女性五十七％，男性三十九％。檢視這份資料時，不免懷疑是否因為高齡女性的糖尿病、高血壓比例偏高，導致脂肪肝比例跟著升高。事實上男性、女性罹患糖尿病、高血壓的比例沒有顯著差異性，等於證實高齡族群女性脂肪肝比例的確比男性來得高。

目前有不少研究顯示，長期高熱量飲食會提高得到脂肪肝機會，但分析各種唐突現象，我必須強調，脂肪肝不全然是熱量過量堆積所致，也有可能是脂肪製造及配送系統出了問題。既然脂肪肝不是單一途徑形成，就必須追根究柢探討更底層的脂肪演化，否則頻頻運用算術方案進行防止脂質代謝異常，只會反覆復胖，找不到解決之道。

脂肪演化與算術方案截然不同

「脂肪演化與算術方案，到底有什麼不一樣？有哪些差別？」有次演講結束後，一位聽眾主動問我。

算術就是加、減、乘、除，可以重複，而且不會差異，彼此之間是一種可以推斷的線性因果關係。比方說，一個空瓶裝滿水，加進葡萄糖粒，就會提升瓶中葡萄糖濃度，但是只要撈出葡萄糖粒，瓶中葡萄糖濃度就會停止變動，這就是算術，一種線性的因果關係。

但是脂肪演化是一種生物現象，會不斷發生變動。同樣是裝滿水的瓶子，裡面有菌類生存，再加進葡萄糖粒，剛開始會提升瓶中葡萄糖濃度，隨著時間逝去，葡萄糖濃度下降，醋的濃度提升，只是我們沒有加醋，結果卻出現醋的成分，甚至還有其他成分，像香味、酒味。這個過程不是線性，初期投入的成分、條件，與後期完全不同，有時候連原來的面貌都不見了！甚至期後的成分不僅比例不同，還有新成分的出現；更奇妙的是，隨著時間變動，成分、比例也往往會持續變動。

算術涉及變動參數，葡萄糖粒的份量就是變動參數，屬於可以計算的線性量化，像減重專家將熱量（卡路里）換算為脂肪、醣類和蛋白質的重量，就是一種算術：「吃進去體內多少熱量，就一定會變成身體的體重」，這是可以清楚計算出來，除非透過運動將熱量消耗掉，否則必定堆積在體內，最後就變胖了！

生物涉及的變動更是繁複，涉及複雜及繁瑣的過程，連時間都是變動參數。吃比較多的人不見得比較重，吃比較少的人也不見得比較瘦，中間涉及轉化，而且是非線性和多元、多重、多回饋的變動。瓶子中的菌類是一種微生物，會對加入瓶中的葡萄糖進行轉化，而這是一種多步驟的生物化學過程，涉及到氧及二氧化碳的濃度、溫度、酸鹼度等，也會隨著時間推移，各種條件會彼此牽制，相互影響，由於化學過程不是線性發展，自然不會遵行一加一等於二的算術計算。

靈長類脂質演化五大生存之道

另外脂質演化還出現了一個矛盾為難之處，是生存關鍵點，卻也是生存困境點，兩者必須隨時找到平衡點，才能取得生存優勢，而這也是為什麼靈長類必須保有精瘦體格的核心原因。

人類是靈長類物種，是群居哺乳動物，由一至五十隻左右構成一個族群或部落，由一隻隊長強勢統治，肩負保衛族群安危的重責大任，會以武力抵抗入侵者。強權者擁有交配權、統御及享用食物的特權。

六千萬年前的靈長類生活在熱帶樹林區，行動會以攀爬、跳躍為主，常會在樹與樹之間來回擺盪，偶爾會在地面上用兩隻腳或四隻腳行走，為了能在樹上快速攀爬與跳躍，自然不能太胖，否則爬不快、跳不動，捕食或逃脫行動也會變得緩慢，危及生存，站立時會壓迫關節，長久下來會造成關節損耗。

為了適應大自然環境的生存，靈長類物種必須具備以下五個關鍵生存點，才能在物競天擇中取得物種優勢。若是生存關鍵點成為生存困境點，生存或健康就會陷入走下坡的不可逆命運。

第一個關鍵生存點：體格不能太胖

我必須強調「胖不是重」的觀念，重是指肌肉很壯，手腳在攀爬樹木或在樹與樹之間跳躍，在樹梢擺動時就足以撐起體重。胖則是指脂肪堆積後多出來的重量，要做樹梢的擺動行動會十分不利，而這就是生存困境。試想一隻四十公斤的猴子，要是多了十公斤的脂肪，生存優勢跟著降低，關節也會承受不了，會造成反覆發炎，最後走不動、跑不了，成為獵食者的食物。

第二個關鍵生存點：比攀爬樹木還要更多的熱量

對於我提出的這個關鍵生存點，有些聽眾一頭霧水，他們聽得懂脂肪太多不利攀樹，所以脂肪要「剛剛好」，不能太多，也不宜太少，令他們不理解的是：「為什麼更多的熱量會與生存畫上等號？」

我直接挑明說：「因為生存不容易。」除了基本生存的捕食與跳躍活動需要消耗熱量外，在族群中生活，常會延伸許多討好、爾虞我詐的社交行為，這類需要動腦筋的思考活動，非常耗損熱量，必須攝取大量熱量供給所需。以紅毛猩猩為例，帶頭的隊長雖是皇帝，但隨時會受到其他公猩猩的挑戰，或外來動物覬覦棲息地的挑釁；成為族群的隊友也是件不容易的事，要被族群接受，而且留在保護範圍以內的樹上，不被排擠，必須懂得社交能力。比如說，母猩猩常有爭風吃醋的戲碼上演，公猩猩總是設法偷情隊長的伴侶，另外還有梳毛、抓蝨子、嬉鬧、打鬥等各式社會活動，無論淺與深，都需要耗費很多熱量。

大腦是靈長類物種特色之一，為了快速了解腦部作用，我依照演化發生的次序，將大腦分為生命腦、爬蟲類腦、邊緣腦和腦皮質。生命腦掌管反射、呼吸等基本生物現象，爬蟲類腦多了掌管自律神經方面功能，至於邊緣腦的發展，從黑猩猩、大猩猩和紅毛猩猩的研究，已經很成熟了，主要掌控情緒、恐懼、焦慮、記憶、情感、動機等高階生物才會有的功能。腦皮質腦更為高階，只有人類最為發達，掌管理性思考、溝通表達、觀察理解力、計畫和執行、內省智能、創造和領導力、人際智能、邏輯推理、語言功能等。大腦皮質層發展極致時，無時無刻都在消耗熱量，一天攝取的熱量，幾乎四分之一都在供給大腦使用。

靈長類物種的大腦很特別，尤其是人類，即使躺著休息，大腦還在繼續工作，持續耗電。人類為什麼要睡眠？根據研究，是大腦正在整理記憶、修補及維護神經細胞時刻，同時也是製造儲備性腦神經傳導物質ＧＡＢＡ和其他神經傳遞分子，也就是說，即使未做積極性的思考，大腦也會維持三分之一以上的熱量耗損。使用大腦所消耗的熱量，比起攀樹、跳躍等肢體行為來得更多，所以身體必須準備一套「既要馬兒不吃草，又要馬兒肥」的高效能熱量儲存裝置，兼具效果卓越，又超級節能特性。

「所以，最好的熱量裝置就是脂肪囉！」一位女性聽眾反應很快地說，我邊鼓掌鼓勵她的用心，接著問：「妳知道原因嗎？」

她沒多做考慮回答：「應該是脂肪儲存效率好。」

沒錯！前文提到脂肪的產熱效果比碳水化合物、蛋白質來得高，所以身體會將脂肪儲存起來，而且不輕易放行。而這也是靈長類的生存困境，當脂肪只進不出時，身體就會變胖，不僅形成關節受傷，也會危及生命。

第三個關鍵生存點是：需要大量膽固醇

為什麼靈長類需要很多的膽固醇？因為膽固醇是製造神經細胞膜和數不盡的神經突觸線路的外套（膜）不可或缺的成分之一，雖然身體肝臟會自製膽固醇，可是合成一個膽固醇需要二五二個ＡＴＰ，步驟多達十三階，製造過程耗時、耗能，非常不划算。幸而不同動物的膽固醇分子結構相同，就好像可以通行的貨幣，直接從食物中取得利用，不用自行製造，未嘗不是一件節約能源的完美措施。

身體需要大量膽固醇，肯定會出現長胖的生存困境，所以靈長類會有第四個關鍵生存點，就是要用剎車系統降低膽固醇的攝取量。

第四個關鍵生存點是：預防製造膽固醇的剎車系統失靈

「你們一定會想問，吃多了會不會導致膽固醇過量？」我看到台下聽眾露出疑惑的表情，「是呀！提高膽固醇就覺得緊張。」其實不是只有他們對膽固醇有恐懼症，不少人都害怕膽固醇。

我說：「不用擔心，人體這部生物機器的奧妙智慧就在此處。」原來體內肝臟有一個總量管理機制，從食物中攝取的膽固醇過多時，肝臟就會減少自製的量，透過一套依著膽固醇濃度進行反饋的剎車系統進行完美調控，濃度高就會終止製造流程，不會製造過量，該剎車系統是由細胞內的酵素分子擔任，目前常見的降膽固醇藥物，都是運用剎車系統進行調控。

長期茹素者因未曾補充動物性食物，無法從飲食中攝取膽固醇，身體所需數量必須自行製造，但我在診間中常發現不少茹素者還是有膽固醇過高的現象，以及出家師父的膽固醇數值都偏高，原因不是吃出來的，而是體內剎車系統失靈，製造數量太多所引起。

第五個關鍵生存點是：繁瑣的脂肪配送

為了讓大家更容易了解，而且有具體畫面，我用原油的配送做為例子，畢竟許多人都有騎車或開車加油的經驗，可以聯想及理解。台灣是不產石油的國家，必須靠輪船漂洋過海進口取得，由於原油是開採後的油脂，不能成為工業用油脂，所以從輪船透過專屬油管卸油後，會先送進煉油工廠，經過處理及分類後成為石油產品，再派送到加油站、石化廠等需要石油的場所使用。

經由煉油廠生產的產品，因具有特殊性，不能使用一般運送貨物的方式處理，必須是專用車輛和容器。抵達各個目的地後，還需由特殊管道卸油，如果未能順利卸油，絕對不能隨意四處傾倒，只能原車運回煉油廠。不能順利卸油，如果全部又送回煉油廠，肯定油滿為患、堆成大問題，這種現象如果發生在身體裡面就是脂肪肝的寫照。

從腸道來的飲食油脂，經過腸道吸收後，會全數輸送到肝臟，類似煉油廠。肝臟會將油脂處理成為身體可以利用的形式，再派送到身體各處組織及細胞，類似加油站或石化廠。前文已說明油水不容的關係，體內油脂運送有一套脂蛋白系統，類似專業運油車輛，到達目的後，油脂要卸下，此時接受油脂的當地細胞也非常專業，是一套受體分子及轉接脂質酵素，目的是防止血管裡面的油滴聚成一大團，避免血管阻塞，逐漸走向細胞缺氧狀態。

如果製造脂蛋白的作業程序出現問題，像是運油車輛數目不夠，或是受體分子、轉接脂質酵素出現不足或故障，脂肪只能堆放或運回肝臟裡面堆積，不然就是恣意亂放在血管壁上，或是在血液中晃蕩。我常將血管壁比喻為路旁，血液中是滿街跑，想想看，脂肪原本是要送到各個組織中當作原料，卻胡亂堆在血液中、血管壁及肝臟中，這些都是作業失靈的混亂現象，會造成身體危機，脂肪堆在血液、血管壁，就是高血脂；堆在肝臟中，就是脂肪肝。高血脂、脂肪肝的發生，就是脂肪配送的生存困境。配送過程順利時，身體運作順暢，反之，會傷及血管及肝臟。

人類源自於靈長類，演化過程中，對於脂肪有一種期待又怕被傷害的情結，既依賴又想擺脫，希望多一點又不能太多，有一點黏又不能太黏，所以常教人左右為難。

精瘦是化解脂肪難題的王道

歷經長久的演化，人類早已擺脫遠古時期的生活模式，只是身體裡面的脂質，仍然保存五大關鍵生存點，以及延伸而來的五大困境，只要掌控失當，就會出現脂質異常，成為現代人必須面對的健康危機。

如何改善脂質異常？我的核心觀念是「精瘦是王道」。什麼是精瘦？有兩大重點，一是「要壯，不要胖」，演化時期的壯，是避免從樹上掉下來；現在的壯，是不要讓脂肪到處堆積，成為傷害健康的壞分子。二是「不是不要膽固醇，而是不要麻煩自己的身體製造，多從外面攝取」，從外面攝取人體需要的膽固醇，身體就可以少儲存一些熱量，因為製造膽固醇很耗費熱量。

可別以為零脂肪才是每個人目標追求的體態，人體沒有脂肪是不行的，但也不能儲存太多，夠用就好，免得會「留來留去留成煩惱」。

我常在演講中問大家，「如果你們是一名減重顧問師，會如何用演化觀點指導靈長類生存？」

以下是幾項建議：

1、要有肌肉？
2、不要怕吃東西？
3、脂肪堆積剛好就好？
4、不要害怕攝取膽固醇？

大多數人的答案都一樣，要有肌肉，要吃東西，攝取膽固醇，脂肪堆得剛剛好。

我將以上四個建議改稱為「演化優勢」，理由是：
1、要有肌肉，有益於攀爬跳躍。
2、體重堆積剛好就好，小心樹枝被壓斷摔下來。
3、不要節食，提供腦筋思考所需的足夠能量。
4、不要太在意攝取膽固醇，以利進化出更大容量的腦子。

如果反過來，換成靈長類動物角度來看現代都市人，牠們一定會覺得現代人很好笑，堆了那麼多脂肪後，才開始這個不敢吃、那個不要吃，可是不吃以後，膽固醇也沒降下來，還是有脂肪肝。這種生活型態就是都會人脂肪代謝不良的縮影。有人是體態輕盈，毫無脂肪，卻罹患脂肪肝，並且膽固醇過高。有人是下班後就去運動，中午吃生菜沙拉，幾年下來，膽固醇依舊偏高，沒有下降至正常指數。有人注重養生，但脂肪肝不曾消失，每年健檢都出現。有人是長期吃素，食物中不含膽固醇，但膽固醇一樣異常偏高。

從演化角度看待生物體格的胖與不胖，會影響到個體及族群生存，但是精瘦體格卻可以化解身體對脂肪的矛盾，需要依賴脂肪，又可以擺脫脂肪過多帶來的困境。也就是說，有了健壯肌肉提供生存優勢，不僅可以強化打鬥勁道、奔跑速度、靈活反應及敏銳行動，有利捕獵獲取食物以外，還能有效逃脫被獵物者的追捕。

別以為只有低等捕獵動物需要精瘦體格，遠古時代的人類一樣得保持精瘦，才能成功打獵，獲得食物，維繫生命。即使到了現代，大家對精瘦體格的看法也未曾動搖及改變，年輕時身材容易保持精瘦，會吸引很多人的眼光，認為你是超級帥哥、性感女神，如果身上堆積脂肪，不僅是自己嫌惡，周遭親友的揶揄也接踵而來。

「哎呀！你一定又貪吃了，飲食管理執行不夠徹底！」

「你的飲食中油分太多，所以膽固醇降不下來！」

「年紀大囉！代謝慢，當然胖！」

「飲食中含有隱性的油脂或隱性的膽固醇，不留意就會不知不覺吃多了！」

「食品添加劑、黑心油、服用西藥、環境毒素……生活中無可避免的！」

「最近壓力大，太過疲累了嗎？」

「患了Ｂ肝或Ｃ肝，就很難再控制脂肪！」

「你是先天失調，體質、遺傳、基因，還是哪些因素造成胖嘟嘟！」

為什麼精瘦與肥胖會出現如此天壤之別的待遇？因為與大腦邊緣系統運作有關，看到精瘦的個體，就會直接活躍起來。從遠祖時代以來，精瘦擁有優勢亮點，除了代表力道、速度、靈活和準度的生存優勢，同時顯現個體健康，有華麗感，容易吸引異性青睞及享受甜美氛圍。

精瘦是演化及健康的縮影

演化和個體健康互為表裡，精瘦不只對個體有利，對整個族群也是有利，可以防止族群弱化，將優勢選項的基因傳衍下去。在此慎重聲明，我絕對沒有歧視沒有擁有精瘦個體的意思，只因為了協助讀者體會過胖情境所做的必須性描述，同時傳遞期待讀者拋開以生化檢測的數字做為依據，表淺地看待健康這件大事。因為用數字看待脂質生理健康，容易陷入一種尾巴搖狗的困境。*

現代人重視脂質健康，深深受到脂質異常的困惱，這麼重要的事情，卻以「脂質的檢驗數值是否在正常範圍以內，

*所謂「尾巴搖狗」是英文慣用語「The tail wags the dog」，想要用尾巴搖擺狗身體，是徒勞無功，只有狗身體做本質性的搖擺，才能得到真實效益。

做為健康或不健康的結論」當成主軸觀念，然後自詡為理性且有科學資料的處理模式。我認為以數字看待脂質健康，或以脂質數字看待健康都不足夠，就像尾巴搖狗一樣，當相對不重要的事情占據主軸後，脂肪代謝異常問題就會形成惡性循環。

拋開過去成見，不吃並不會更瘦

為了避免落入無效循環，我提出從「檢驗值的正常範圍與否是結論」的科學調性，轉入「檢驗值的正常範圍與否是暗示」的演化調性，因為從我的臨床經驗發現，「檢驗值的正常範圍與否，不該是健康與否的結論」，「檢驗值的正常範圍與否，可以用來當作一種暗示或明示」。

科學調性是講究流行病學或分子醫學的資料，資料固然有其「依據」，卻不見得命中要點，反而演化才是那隻改變角度終極的手，因為演化是一種功能導向，不管數字，而是結果論的深思。以血壓為例，半夜時出現收縮壓八五毫米汞柱，急跑步時一七〇毫米汞柱，以功能導向來看，這是非常正常的血壓數值；但以資料導向來看，一七〇毫米汞柱超過正常值的一四〇，卻需要密切追蹤或給藥治療。所以在協助脂質異常者做健康提升、疾病翻轉時，我的臨床經驗都是正向的。

我也經常透過一連串解釋脂質演化的故事，啟發減重者內化的決心，並協助他們體認到減重這件事和別人的觀點無關，不用在意別人對你減重無效的評論，或一知半解的論調，而是要將過去的認知一一打破，再次建立全新的觀念。這樣的做法，對於不斷減胖失敗或容易復胖者來說，往往會出現前所未有的新契機。

在重新建立認知以前，我強調四個演化觀念：要有肌肉、體重剛好就好、不要害怕吃東西、不要怕攝取膽固醇。

不要害怕吃東西的深層意義

「精瘦」基本概念很容易理解，但是「不要害怕吃東西」、「不要怕攝取膽固醇」可是與一般人的認知相反，他們說，「減重不要節食，還要多吃膽固醇食物，你會不會講錯了？」

「我們知道與演化有關，因為吃東西，才會有肌肉，脂肪要身體裡面堆得剛剛好，一定要攝取膽固醇，但也可能會讓人誤解可以大吃特吃？」

不要害怕吃東西，並不是意謂可以胡亂瞎吃，一樣有抑制食物的意義。表層的意義是針對現代人惡魔式節食提出的相對應做法。減重的人對於節食減重一定不陌生，有些人甚至在持續反覆減重中，已經練就營養師等級，連怎麼計算卡路里都瞭若指掌：一公克碳水化合物換算等於四大卡熱量，少吃一〇〇公克碳水化合物，等於這一天身體就減少了四〇〇大卡熱量。九大卡換算一公克脂肪，拿計算機來按鍵算一下，等於不必運動一天就大約減少四〇公克的脂肪。推算下去，那麼，光是每天少吃一〇〇公克米食碳水化合物，十天就可以減少四〇〇公克體重。雖然不多，每二十五天才少一公斤脂肪，只要耐性遵守照做，那不得了，一年三百六十五天就可以減少十五公斤；兩年減少三十公斤；三年減少四十五公斤。若是加上運動，三年應該減下六十公斤。

但是減重效果不是這麼簡單，用減少對食物量或種類的攝取，是不可能讓脂肪乖乖燃燒移除的。不要害怕吃東西其實是一種智慧狀態，正如我前面提到，不是用數字精算，會依據生物體的現狀，調整什麼時候要吃東西？或什麼時候不吃東西？簡單來說，就是「不要錯誤節食」，不要為了要燃燒脂肪，突然展開惡魔式節食，斤斤計較每天攝取的卡路里，而是要用智慧進行節食。

什麼是「要吃東西，不適合節食」的狀態？如果在「有原因導致身體做了保留熱量的決策，然後運用降低基礎代謝率工具，達成不能浪費卡路里的目標」時候，就不能盲目減少熱量及必要營養的攝取。如果貿然減少攝取，等於變相逼迫基礎代謝率下降，導致內臟受損，無疑是慢性自殺。如果在已經多年體重過重或過胖，明顯是飲食攝取熱量過頭形成，尤其是三十八歲以下的年輕人，為了降低脂肪代謝異常，還是得先採取有智慧的節食。

智慧節食是要跟著身體感覺做調整

至於什麼是有智慧節食？不但要去除節食過程中可能引起的負面傷害，同時要充分尊重演化的生理進化邏輯，我稱為「慎天養道」。慎天是珍惜天賦和順應人體的生物底蘊機制，身體自然會感受到健康感。其實有沒有健康感，自己最知道，而最有效的保健結果，莫過於保有健康感。養道是生物面對不可預測的環境變化，所具有的儲存能量功能，功能儲量（Functional reserve）越多的人，對環境變化的調適度越好，可以游刃有餘進行基礎代謝率的調節。

為了讓大家更加了解關於基礎代謝率，一般人可能出現的迷思，我先舉個例子。

劉媽媽和劉小妹都想減肥，但偏偏這對母女都不愛運動。劉媽媽今年五十五歲，從年輕時就極端在意身材，但中年之後體重就開始節節高升。在營養師的建議下，她對飲食小心翼翼，高油脂、高熱量的食物一律不碰，非常嚴謹的忌口。劉媽媽請營養師幫忙算出「相對於現在的體重和活動的熱量需求，同時每天選擇少吃二五〇公克的碳水化合物」。

女兒劉小妹二十二歲，活潑外向、生活愜意，經常跟朋友又是聚餐又下午茶，對於「吃到飽」餐廳也是來者不拒。劉小妹的飲食方式可定義為：「相對於現在的體重和活動的熱量需求，每天多吃了一〇〇公克碳水化合物。」

一年後，誰的體重增加了？

答案其實很難說。

結果往往是女兒沒變胖，而悲情的劉媽媽卻胖了。說劉媽媽悲情，是因為這幾年來，她雖然吃得比鳥還少，但是體重依舊每年增加一公斤。

只要提起中年變胖這回事，不少人就會浮現中年以後基礎代謝率降低↓熱量燃燒不掉↓增胖的關聯性，似乎基礎代謝率低就是發胖的起因，也是罪魁禍首，我只能說是天大冤枉！從演化發展角度，基礎代謝率是生物天賦，並非起因，而是調節體內熱量的工具，當身體做出保留或去除熱量的決策以後，就會運用基礎代謝達成決策成果。有關基礎代謝率的工具作用，已在第三章已詳述說明，可再參考。

基礎代謝率下降時，身體的顯性表現是：再怎麼減少熱量攝取，身體相對應的做法是減少內臟消耗，越是不吃，內臟消耗就越來越低，結果導致排毒下降、再生停止、內分泌減少、過濾變慢、消化退步、內臟縮小、肌肉萎縮狀態，反映在體態，就是為了保留熱量的虛胖。

基礎代謝率提升時，身體的顯性表現是：不論怎麼多吃，身形體態就是精瘦，體重不會往上飆升，因為內臟工廠運行正常，燈火通明，結果導致排毒提升、再生旺盛、內分泌充裕、過濾完全、消化迅速、內臟火紅、肌肉緊實狀態。

劉媽媽和女兒之間的差異，就在前面的飲食決定，接著身體會產生要如何保留身體熱量的決策，之後再運用基礎代謝率這個工具，調節卡路里，反映出來的結果就是脂肪儲存量，所以重點不完全是在飲食的多寡。

一般人都有個刻板印象：人過了中年，代謝慢，所以容易胖。我要再次強調，基礎代謝率是一個工具，是為了精瘦而調節用量，不一定到了中年就會下降，而是要看身體是否有狀況，導致出現優先保留身體熱量的決策。當然中年以後，身體會有退化、慢性病、更年期、快速老化等狀態，導致基礎代謝率下降，與年輕時相比，是會陷入「不吃都胖」的困境，有人甚至自嘲連喝水都會胖。所以「節食」與「不要節食」都要看身體條件而定。

當我們發現基礎代謝率出現顯著變動時，應先跳脫體重數字的表相，而是要深究身體要表達的意涵。劉媽媽的基礎代謝率下降，是不是為了要達成保留熱量的功能目標？所以體重增加；至於女兒的基礎代謝率提升，是不是表達一種明示或暗示，透露身體隱藏了什麼問題？這是背後隱藏原因，我們必須要一一抽絲剝繭，才能找出原因，避免胡亂減重，讓身體陷入無盡的傷害。

膽固醇過高不是吃出來的，是體內系統忘了煞車

脂肪對身體的重要性，過多過少都不好，需要恰到好處。

膽固醇跟脂肪一樣背負相同的罪名，膽固醇過高時，心血管疾病發生率也會增高，因此不少人在健康檢查發現膽固醇數值過高後，就會被嚴格警告不准貪吃含有膽固醇食物，接著一連串的食物名單都被一一列舉出來，然而一段時間控制後，膽固醇數值就變漂亮了嗎？

當然不會，就像劉媽媽與女兒的例子，即使進食量有嚴格控制，依然無法有效減重，同樣的概念適用在膽固醇上面，必須先探究身體可能出現哪些狀況，再予以解決，而非一味控制食量或食物種類。

第5章

打破迷思，重新面對脂肪代謝問題

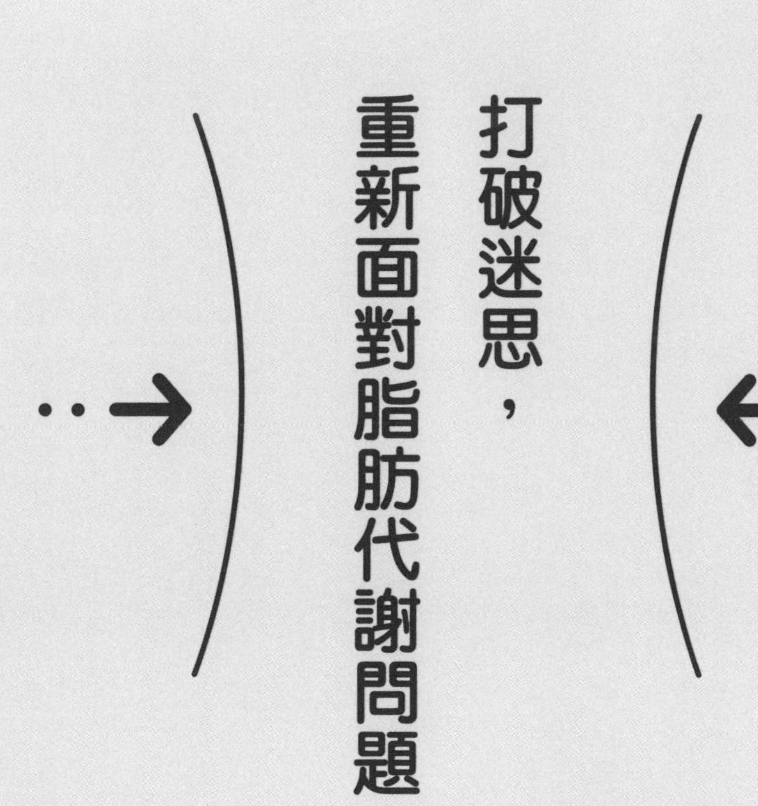

在我的生活周遭，有不少人長期飽受脂肪代謝困擾，只是程度上的差別而已。值得肯定的是，苦惱之餘，他們還是會認真尋求解決之道，不讓脂肪無限制囤積體內。可惜的是，因為沒有一套完備支持系統，無法真正解決，甚至重蹈覆轍，陷入減重成功後又復胖、胖了之後又再度減重的惡性循環之中。

聽了我從演化角度切入，顛覆大家長期接受到的「少吃、多運動」做法，再深入了解脂肪的生理作用後，許多人開始理解及認同唯有真正了解脂肪生理作用的核心，才能擁有精瘦體質，又不會被脂肪綁架。只是大家還是有很多長久以來積存的誤解或迷思，這些問題也是我在臨床上常遇到的問題，必須好好釐清才行。

脂肪肝

迷思1：我的身材保持得宜，體脂肪也在標準範圍，應該不會得脂肪肝？

錯。瘦的人也會有脂肪肝。

解析：我們常在網路上看到針對「消除脂肪肝」的文章，標題通常都是：「體重減少八%，脂肪肝就會消失」、「減重八步驟，脂肪肝 bye-bye」。這個標題是一般人對脂肪肝的理解，「脂肪肝一定是脂肪太多，所以『堆積』在肝臟，只要消除脂肪，囤積肝臟中的脂肪就會像積水退潮一樣，消失不見」，誤認為只要體重過重的問題被處理、被解決了，非酒精性脂肪肝的問題就會隨同著一起消除。

但真是如此？不一定，脂肪肝固然容易出現在過重的人身上，但很瘦的人也會有脂肪肝。

美國一項研究指出，體重過輕（ＢＭＩ＜十八．五）的女性患有非酒精性脂肪肝的比率是十三．六％，而體重正常（ＢＭＩ十八．五～二十四．九）的女性患有非酒精性脂肪肝的比例是六．七％，該研究的數字，大大顛覆我們的認知，身形消瘦患有脂肪肝的比例竟是體重正常女性的一倍。這項統計報告和我多年來的臨床案例及實務觀察相符，確實有不少身材苗條的中年女性，卻長年受到脂肪肝困擾。

該研究還發現，一般人認為脂肪堆積是脂肪肝的元兇，這些體重過輕的女性於是加碼減重，持續降低飲食中的熱量攝取，理論上這麼一來脂肪肝應該消失不見才對，但是年度腹部超音波追蹤，發現脂肪肝依舊沒有改善，證實「脂肪肝是因為脂肪堆積」是錯誤觀念。

我親耳聽過使用消除脂肪肝的減重者的失望和抱怨，「真嘔啊！已經瘦到毫無體脂肪了，脂肪肝還是沒有消除，還能怎樣？」

目前「非肥胖型脂肪肝」的新醫學主張已經被提出來，專門探討非肥胖者卻罹患脂肪肝的機轉，顯示想要消除脂肪肝的做法，不是目前採用「少吃、多運動」的減重方式這麼簡單，一定有比脂肪更深層的生物演化道理存在。

人體攝入食物以後，多餘熱量會轉變成脂肪，儲存在脂肪組織裡面。脂肪組織好比倉庫，有一定的容量，一旦超過儲存能力，就會面臨爆倉危機，脂肪細胞就會到處隨意堆放，有時堆到心臟、肝臟等器官。體型消瘦者的脂肪組織少，代表脂肪倉庫容量小，脂肪更容易堆放在肝臟裡面，形成脂肪肝。

身形消瘦者的飲食通常較為節制，甚至偏重或避開某些營養素，常會有營養攝取不全引發的營養不良性脂肪肝。以蛋白質攝取不足為例，極低密度脂蛋白合成會減少，一旦運送肝臟合成的擔任外送任務的三酸甘油脂載具數量變少時，無法載運的脂肪只有不斷堆積在肝臟中，引起脂肪肝。

肥胖的人因為脂肪總量過多，容易爆倉，固然容易引起脂肪肝現象，另一方面長期營養不良的瘦子，不斷堆積肝臟中，一樣也會形成脂肪肝。

迷思2：
我有脂肪肝問題，只要透過極度節食減肥，就可以改善？

錯，極度節食減肥無法改善脂肪肝，只有肝臟的脂肪被用掉或送出肝臟後，才會改善脂肪肝。

解析：醫學定義的脂肪肝，是脂肪在肝臟中的存量超過五～十％，臨床上是用影像判定診斷，比如超音波、電腦斷層掃描等儀器，透過黑白濃度對比等判定方式。另外，醫師在下診斷時隨著影像判讀的主觀性，不免會有些許差異，然而無論數字比例的定義為何，或醫師臨床判讀差異，最原始、最易懂的脂肪肝概念很簡單，就是太多脂肪塞車在肝臟裡面。

這就得從不同生物儲存脂肪的方式來協助了解，以植物為例，它們不太儲存脂肪，而是採用儲存碳水化合物（如澱粉）方式獲取能量。動物善於儲存脂肪，以獲取能量。只是物種不同，儲存模式也不同，昆蟲會將脂肪儲存在肝臟或體液中，昆蟲有脂肪肝是很正常的，但是高等動物已經發展出更有效率的脂肪儲存設備，我們稱為脂肪細胞，這是非常專業的脂肪倉庫，不但有效率，而且可以大量增添空間，並且油脂細胞中的油脂分子的儲存和領取都有高度專業化生理機制。依此高生理機制的脂肪代謝進展下，肝臟基本上不是設計來儲存油脂的，所有從腸道吸收進入肝臟的脂肪都是「過客脂肪」，不同款式脂肪在肝臟中經過組裝後，要透過載具脂質蛋白移送到脂肪細胞（倉庫）中儲存，不會有多餘的脂肪駐留在肝臟裡面。

也就是說，只要肝臟組裝、運送脂肪的機制很正常，是不會得到脂肪肝的。未釐清脂肪肝原因之前，貿然使用極度節食減肥是一大風險。對身體而言，極度節食減肥等同饑荒，身體會以生存危機視之，生理機制隨之進入危機處理模式，反過來積極保留熱量，最後反而會變成無效減肥方法，換來生理運作的扭曲。

另外我要呼籲的是，極度節食減肥期間被燃燒掉的一些脂肪，往往只是肌肉內經常要用的，是不會優先燃燒肝臟細胞內的脂肪，反而弱化肌肉和體能。更令人擔心的是，中、長期的減肥，更容易發展出脂肪肝，原因和饑荒時期會出現肝腫大（脂肪肝）情況類似，其他類似的情況，還有外科繞道式、抽脂減重後的病人也會再度出現脂肪肝。

面對脂肪肝，不應將重點放在極度節食減肥，而是要與醫師共同討論及找到罹患脂肪肝的原因，再使用正確方法積極有效燃燒或移出。

迷思3：

體檢報告發現我有脂肪肝，沒有任何身體不適，不需要做任何處理？

錯。不是不要緊，是很要緊，而且要盡快處理。

解析：肝臟的作用不是要用來儲存油脂，而是負責將從小腸吸收進來的油脂，有效轉運至脂肪細胞，就好像車輛的轉運站一般，除了少量脂肪是留給肝臟細胞自用外，任何滯留在肝臟的多餘脂肪都會造成塞車，讓轉運站（肝臟）本身機能受礙。

會造成塞車的原因之一，當然是過胖，但對於那些體重正常或纖瘦體質卻患有脂肪肝的人來說，會同時合併肝臟正常機能的退化，像是解毒力、荷爾蒙代謝、重要分子合成力、抗氧化力、生長因數的製造、炎症分子異常增加、提早老化等關鍵工作的弱化釀成對身體的慢性傷害。

肝臟正常機能退化，進而出現一連串提早老化的併發症，真的不要緊嗎？答案很明顯，這可是很嚴重的問題，見微知著，千萬不能因為身體沒有不適症狀，認為沒有關係而放任不理，反而要嚴陣以待，尋求終結脂肪肝的良策。

迷思4：台灣人罹患脂肪肝比例比美國人來得低？

不確定。

解析：從已發表期刊的研究資料來看，台灣人脂肪肝的盛行率約在三十四・五%至五十七・八%之間，十人之中有四個以上罹患非酒精性脂肪肝。只是採樣均來自健康檢查中心的資料，是特定性族群樣本所做的統計，並沒有看到大規模人口調查取樣的脂肪肝盛行率，但是脂肪肝的調查至少需要腹部超音波，是耗時、耗力的檢查，並不容易。

倒是一些國外的資料可供參考，一篇超過一萬兩千人、涵蓋二十~七十四歲，且是一般取樣的美國大型流行病學調查發現，脂肪肝盛行率是二十一・四%，差不多每五個人就有一個人是脂肪肝。另外義大利類似調查報告指出，脂肪肝盛行率是二十%，印度則是十六．六%。

也就是說，走在街上和你一起等紅燈的路人，可能五個人當中，就有一個人以上的肝臟堆藏著滿滿油脂。

脂質代謝異常

迷思1：我每天都有運動，應該不會脂質代謝異常？

不一定。端視運動是否有價值，或者是否是適當運動。

解析：雖然運動與脂質代謝異常之間的關聯性，不容易用簡化法做回答，但從運動與內臟脂肪切入，還是可以解釋清楚。內臟脂肪囤積數量還不太多的時候，運動是可以幫助脂質代謝，而且幫助很大；倘若內臟脂肪超過標準，即使規律運動，很難說效果是大，還是不大。

原因在於內臟脂肪不容易測量，多少才叫標準，沒有一定的公式，目前提出的「腹圍、腹臀圍比」、「腹圍身高比」、「儀器檢測」簡易測量法，是一種強烈提醒，推測內臟脂肪是否已經瀕臨火燒眉頭界線的方式之一而已。例如：男性腰圍不可大於九十公分（約三十五吋）、女性腰圍不可大於八十公分，或者男性腹臀比≧〇．九、女性腹臀比≧〇．八五，或者腹圍大過身高一半。

除了提醒以外，同時也強烈暗示，運動已經很難直接翻轉脂質代謝，必須要透過進階的輔助、指導，以及透過提升基礎代謝的方式，才能慢慢追回及獲得長期健康。

迷思2：很多人都說油炸食物是萬病來源，是脂質代謝異常的主因？

是，也不全是，總熱量也很關鍵。

解析：不妨換一個方式了解這個問題。

問句一：假設兩個人過去十年來飲食總熱量的累積、運動和生活型態都是一樣，那麼常吃油炸食物的那個人，當然是健康較差的。

問句二：假設兩個人過去十年常吃油炸食物的量一樣，且運動和生活型態一樣的話，那麼飲食總熱量過度累積者，就會是健康較差的。

兩者之間的差別是，油炸食品的外源性負面影響，會被階段性中和，但是過多熱量累積在體內，轉成油脂儲存後是無法平空消失，會淪落成為過度脹大的脂肪細胞，過度脹大的脂肪細胞長期分泌內源性發炎分子，不斷在體內迴圈，戕害正常的生理運作，影響心血管健康和血糖代謝，演變成慢性病。

當然長期攝取高溫油炸食物是不好的，既暗藏高熱量，又有高溫變質成分，影響身體健康。

迷思3：透過斷食，可以燃燒脂質？

可能會，但是要看執行斷食的智慧。

解析：斷食是一種人造式饑荒，對身體而言，是極度不利生存的危險狀況。在毫無新熱量供給之下，身體確實會被迫燃燒體內現成的熱量。

暫且不去探討究竟哪些組成身體的成分（肝醣或肌肉）會先被取用燃燒，總之斷食超過三天，也該輪到燃燒脂肪了。依照斷食燃燒法邏輯，多執行幾次，不就可以多多燃燒掉脂肪，繼續斷食下去，到最後總該輪到燃燒內臟脂肪了吧？理論上看似正確，但真的如此嗎？

動物都經長期生存競爭而來，面對饑荒（斷食），已經進化出一套生存之道。有些動物採取冬眠、長睡或蟄伏不動，有些是遷移。人類既不會冬眠，也不能長睡，而是發展出輕度遷移的生存法則，不斷四處探索，尋找食物，找到多少食物，就補充多少；萬一找不到，只有餓死一途。為了熬過找不到食物補充的艱苦期，人類其實還有一個法寶，就是降低身體基礎代謝量。

所謂基礎代謝，是指除了維持體溫需要的熱量外，主要還是提供內臟運作所用，像內分泌、腎臟過濾、心臟跳動等腺體的運作。一旦熱量來源中斷，就會啟動生理危機機制，這個機制令內臟盡量關燈熄火，能省多少算多少，所以斷食超過三天，身體基礎代謝就會減緩，以抵銷沒有外在熱量補給的壓迫性。從此刻開始，脂質損耗會開始大量減低，但若繼續斷食的話內臟只好進一步關燈熄火，基礎代謝持續下降，內臟持續關燈熄火，如是迴旋下降的話反會造成傷害，無法真正達到期待中的燃燒。

所謂智慧，就是要欺騙身體，不能進入生理危機模式。簡單來說，就是不能觸動身體的生理恐慌，要讓身體在不知不覺狀態下，繼續保持常態基礎代謝率標準上，這是很重要的原則。

錯誤的節食、沒有生理智慧的節食（坊間的節食減胖，多數屬於毫無智慧型態），就是引起生理恐慌的減重法，會使身體很快進入減重撞牆期，也會很快復胖，更可怕的是復胖後，會連本帶利一併胖回來。

迷思４：低ＧＩ飲食可以避免脂肪形成？

會形成脂肪主要是熱量的多寡，跟高、低ＧＩ無關。

解析：這幾年常聽到很多營養專家鼓吹低ＧＩ飲食，認為跟高ＧＩ食物相比，低ＧＩ吸收慢更有利於減重。低ＧＩ當然是好的飲食方式，但這種方法的優點，僅限於協助血糖不要胡亂飆升，卻無法延伸成讓體內脂肪減少。只要吃多了，澱粉類碳水化合物都會轉成脂肪的，沒有例外。就像朝三暮四的成語，不論給猴子早上三顆、晚上四顆，或是早上四顆、晚上三顆，總數都是七顆桃子。就脂肪儲存的立場而言，不論高GI或低GI碳水化合物，到頭來多餘的澱粉類碳水化合物還是分解吸收，終究轉成脂肪，沒有例外。

迷思5：吃素可以改善脂質代謝異常？

原則上會，但是不一定適合每一個人。

解析：一般吃素的人，伴隨總熱量下降的機會很高，所以吃素改善脂質代謝的第一個可能，就是總熱量供給會逐漸減少。注意！逐漸減少是一個重要關鍵點，身體會習慣這樣的熱量補給，基礎代謝的基準浮標高度才不會「驚覺恐慌感」而下降。雖然吃素比較容易改善脂質代謝異常，卻也不是鐵律。

出家眾長年茹素，理論上應該不會罹患脂質代謝的異常，臨床上並非如此。我照顧過不少中年出家師父，他們之中也有很高比例的人是脂肪肝患者、三酸甘油脂過高、膽固醇超標二〇〇 mg/dl 以上，或是血壓高到需要服藥。三酸甘油脂過高來自食物過油是可能的，但不會直接引起膽固醇過高，因為在蔬菜、水果裡面，並不含膽固醇成分。如果在飲食中所攝入的膽固醇已經是零的前提下，血中膽固醇數值還是太高，或是吃得不油，還罹患脂肪肝，必須審視是否受到其他因素的影響，包含是否肝臟生理的機能低落、缺乏有效運動、慢性疲勞、長期性熱量堆積……等多重因素，深入探究後，才能有效做進一步的改善工作。

膽固醇

迷思1：我的總膽固醇數值在正常範圍，代表脂質代謝正常，沒有脂質代謝疾病？

不一定。脂質代謝正常與否的背景範圍很寬。膽固醇數值與脂質代謝正常與否的背景範圍很寬泛，不是一個總膽固醇數值就可以認定是否正常，而且還要看其他指標。

總膽固醇包含五種合成型式的膽固醇，分別是低密度脂蛋白（LDL）、高密度脂蛋白（HDL）、極低密度脂蛋白（ＶＬＤＬ）、中密度脂蛋白（ＩＤＬ）及乳糜微粒（chylomicron）。一般生化檢驗的低密度膽固醇和高密度膽固醇英文的標記，分別為LDl-C、HDl-C，多出的C就是膽固醇的英文字頭，分別代表從低密度脂蛋白（ＬＤＬ）和高密度脂蛋白（ＨＤＬ）中測出的膽固醇，目前簡化的認知是LDL-C是壞的膽固醇，容易造成血管阻塞，而HDL-C是好的膽固醇，對防止血管阻塞會有幫助。如果將「總膽固醇正常，就是脂質代謝正常？」，改成以下問法，就更容易理解：

Ａ：總膽固醇正常，但是壞的低密度膽固醇過高。
Ｂ：總膽固醇過高，但是壞的低密度膽固醇正常。

你應該選Ａ，還是Ｂ？

答案是：Ｂ。

原因是Ｂ的總膽固醇數值過高，可能是來自好的高密度膽固醇貢獻比較多的結果，而Ａ可能是好的膽固醇過低，加加減減後的假健康，因此Ｂ比Ａ的風險得來低。

總膽固醇正常，不見得脂質代謝就是正常，必須一併衡量其他膽固醇數值。我們關心脂質代謝異常，重點不在脂質本身，而是脂質代謝異常容易導致心血管疾病，強調脂質代謝是期待降低心血管風險目的。單單總膽固醇值正常，無法直接反映脂質代謝是否正常，端視其他脂質狀況是否也屬正常。何況今年膽固醇值正常，不見得明年正常，所以維護脂質健康，觀念更重於數字，是一個長期性的功課，不能鬆懈。

迷思2：我的總膽固醇數值超過正常範圍，因此有脂質代謝病？

不一定，也有可能只是肝臟過度勞累引起。

解析：體內膽固醇來源有兩類，八〇%是由肝臟自行合成，稱為內源性合成，二〇%由食物提供，稱為外源性補給。內源性合成有天生的調控系統，主要是肝臟掌控，系統合成有一套回饋機制，一旦體內膽固醇濃度過高了，系統便會自動剎車，不再進行多餘合成。這種回饋調控仰賴許多關卡，其中特別知名的是一種名為 HMG-CoA 還原酶的酵素，是肝細胞自行生成的內源性酵素。我們熟悉的降膽固醇藥物，像是 Lipitor（中文藥名立普妥）、Zocor（中文藥名素果），都是壓抑肝臟細胞 HMG-CoA 還原酶的濃度，因而會減少膽固醇的合成。

有些人膽固醇濃度過高，其實是肝臟內源性調控機制失去活性所致，不一定是身體過胖引起。

迷思3：擔心膽固醇數值過高，所以不敢吃全蛋？

不需要過度擔心，全蛋是營養均衡的食物，不會有膽固醇過高的問題。

解析：前面提到，人體會自行製造膽固醇。一個長年吃素的人，由於植物中不含膽固醇，所以從食物來源提供的膽固醇為零，必須全部體內自行製造。在年輕、高度需求膽固醇的歲月，每天需要製造可能超過一〇〇〇毫克膽固醇，是很繁重的製造工作。由於身體合成單一的膽固醇分子，需動用超過三十個化學酵素步驟，還需耗去比合成其他分子高出非常多的ATP（能量），很不划算，而不同動物所含的膽固醇分子長得都一樣，如果能從食物中攝取膽固醇，就不必自己辛苦製造，很划算。即使猩猩主食是樹葉、水果，往往也會「偷吃」小動物或昆蟲來取得膽固醇。

雞（鴨、鵝）蛋經過孵化，孕育一個新個體胚胎，需要使用很多膽固醇分子，所以蛋會儲備大量膽固醇在蛋黃裡，一顆大型鵝蛋可能含有高達一二〇〇毫克的膽固醇，一顆中型雞蛋約含有二〇〇毫克左右的膽固醇。攝食蛋相對會降低自行合成膽固醇的負荷。

越來越多的研究報告指出，攝食蛋，並不會導致體內膽固醇過高，甚至有助健康的提升，推測原因，蛋中富含許多供胚胎成長的關鍵營養素，包含維生素、膽鹼、卵磷脂、葉黃素、微量元素、優良蛋白質等應是平衡性要件。美國衛生及公共服務部、農業部發布的《二〇一五～二〇二〇民眾膳食指南》中，已經刪除每日膽固醇攝取上限的建議，並指出雞蛋為「富含天然維生素、礦物質及多種營養素的優質食品」，鼓勵民眾食用。

總之，吃蛋搗亂膽固醇的汙名，已經被除名了。

迷思4：膽固醇數值越低越好？

錯，總膽固醇太低，不利身體健康。

解析：過去數十年來，膽固醇常會與心血管疾病相連結，教人聞之色變。真是如此嗎？既然一顆蛋要孵出一隻活跳跳的小雞，必須儲備大量的膽固醇，可見膽固醇是關鍵性營養成分，少了膽固醇的滋養，細胞肯定發育不好。身體每天都有無數的再生細胞，膽固醇勢必不可少。全部需要膽固醇的協助，數量當然是越多越好，不會是越低越好。

細胞膜健不健康？膽固醇極為重要；合成維生素D、腎上腺荷爾蒙、男女性荷爾蒙神經細胞的傳遞效益、脂肪的消化吸收，膽固醇也是極為重要。試想一下，既然人體必須要有充足的膽固醇才能維持理想的生理機能，數量自然不會是越低越好。

總膽固醇數值究竟多低的數值才算低？目前醫學界並沒有一定的標準，我的臨床經驗是＜六〇 mg/dl 就不夠了，保持八〇 mg/dl 以上比較好，我遇過的低總膽固醇個案，都是有意識的極端偏食者，體脂肪極度不足。

迷思5：

低密度膽固醇俗稱壞的膽固醇，既然是壞的，數值越低越好？

不一定，還要看其他膽固醇的數值判斷。

解析：要解釋這個迷思，得先從降血脂史塔汀（statin）類藥物，像是Lipitor（立普妥）、Zocor（素果）的臨床藥物試驗探索，才能滙出較合宜的答案。statin類藥物作用是降低血中低密度脂蛋白膽固醇（俗稱壞的膽固醇），可以預防動脈硬化疾病的發生與死亡，根據藥廠研究資料顯示，藥物治療效果與低密度膽固醇的下降程度呈正相關，基於研究結論，於是有人放大思考，認為低密度膽固醇的血中濃度越低越好，最好消滅它。

姑且不論放大思考動機為何，這種消滅膽固醇的想法已經背離生物運作法則。

首先，我們要清楚什麼是低密度膽固醇及高密度膽固醇？只要上網搜尋低密度膽固醇及高密度膽固醇，會發現不少類似的介紹，多半都是將低密度膽固醇稱為「『壞』的膽固醇」、高密度膽固醇稱為「『好』的膽固醇」的簡易論述，這種分法很粗略，事實上兩者是哥倆好，缺一不可，也沒有誰好、誰壞之分。

無論是低密度膽固醇或是高密度膽固醇，都是運送膽固醇和三酸甘油脂至身體內四處的工具群組，其他成員還包括非常低密度脂蛋白、中密度脂蛋白（ＩＤＬ）、乳糜微粒，連參與動脈粥狀硬化形成的一種脂蛋白（ａ），也都是負責運送、搬動膽固醇的成員。

不妨將這些工具群組的作業成員，想像成搬運水果的運送工具。居住各處的果農通常會將果園收成的水果，用拖拉車載到鎮裡的集散地卸貨，接著水果會搬上中貨卡車，再載運到果菜市場。到了果菜市場，收成的水果會先下貨，再經分類、整貨、交換作業，以多元裝載方式進行配送，有些水果會搬到長途運送的大貨車上面，有些會搬到短途運送的小貨車上面，也有些被裝入散戶的菜籃或塑膠袋提走。

拖拉車、中貨卡、小貨卡、大貨卡、菜籃、塑膠袋是屬於動態型運送工具。水果在不同運送工具上面的生存時間很短暫，只有在下貨、分裝、搬運的時段，才會看到水果是在運送工具上面。或許兩個小時後，水果已經儲存在家裡廚房的冰箱裡面，而下一分鐘就被切成盤端上桌。

低密度膽固醇、高密度膽固醇扮演的角色，是載運水果的不同類別卡車，它們在運送路途上，彼此之間會交換水果種類。為什麼高密度膽固醇與低密度膽固醇會互換脂質？原因在於血液中有一種CETP酵素，透過這種酵素的作用，高密度膽固醇會將載運的水果（膽固醇）交給低密度膽固醇，再換取對方載運的水果（三酸甘油脂）。也就是說，他們會暗通款曲，相互交換載運的脂質，為的是完成身體生理上派送和回收的動態需求。

對於高密度膽固醇、低密度膽固醇的觀念，務必記住它們是運送脂質的工具，而且整個過程非常動態，所以偶爾數值不正常，千萬不要認為自己生病了，或者不正常數值回歸正常值時，就認為心血管疾病治癒了。正確做法是要從多面向觀察身體狀況，更不要以為低密度膽固醇很低，就等同脂質代謝健康，因為數值只是參考、提醒，不代表身體是否健康。

低密度膽固醇值過低，有可能是肝臟、甲狀腺疾病，或消化道吸收不良引起的現象或營養失調，也有極少數患者是基因遺傳所導致，若是這些原因造成的低膽固醇症狀，即使積極進行飲食治療，努力攝取高膽固醇食物也無濟於事。當我們看見低密度膽固醇數值經常性太低時，先別高興得太早，以為等同血管很健康，可能是某種疾病所造成的症狀之一。

我看過一些研究資料，研究人員觀察到「低密度膽固醇越低，卻有較高動脈硬化疾病發生率」的矛盾現象，而這些矛盾恰巧說明，低密度膽固醇數值不是越低越好。

迷思6：運動除了有燃燒脂肪作用，也可以燃燒掉膽固醇？

錯，膽固醇並不會拿來當作熱量來源，不會因為運動燃燒。

解析：身上的熱量來源，主要是由碳水化合物、脂肪和蛋白質提供。膽固醇不會轉成熱量（ATP）所以不會燃燒，只會由膽汁形式排出。運動雖然可以消耗熱量，減少三酸甘油脂，卻不會直接減少血中的膽固醇數值，如果膽固醇數值有進步，多半是肝臟生理機能獲得改善、膽汁分泌提升，以及腸道減少膽固醇回收等等的邊際收穫而來。從運動到肝臟生理機能改善過程，其實是一環一環接軌的道理存在，不是運動直接燒掉膽固醇。不妨簡化想成規律、合宜的運動可以提升肝臟機能，有助改善膽固醇過高的情形。

迷思7：為了改善膽固醇過高，可以安心服用藥物？

可以用藥物改善，但要記住服藥只是階段性任務。

解析：血液中膽固醇濃度過高，確實會造成血管壁的「發炎」反應，導致粥狀變化。所以降低膽固醇濃度是有益的事。目前健保針對降膽固醇藥物的運用指標，看重在三酸甘油脂值、低密度膽固醇值、心血管疾病史、糖尿病史或相關高危險因數的整體風險考慮，為了預防健康惡化，必須使用降膽固醇藥物降低風險。

改善過高的膽固醇，一是減少膽固醇合成，二是提升膽固醇消耗。降膽固醇藥物是減少膽固醇合成，而提升膽固醇的消耗則包括提升膽汁的分泌、減少食物膽固醇攝取、增加腸道排泄膽固醇、減重等，多重下手才能真正改善膽固醇過高的情況。更重要的是回復肝臟天生原有膽固醇合成的調控系統功能，一旦這個合成加調控的機能正常化之後，降膽固醇藥物就可以功成身退了，因為肝臟會依著血中膽固醇濃度自主管理正常值。

迷思8：

上網看資料，大家都在談論膽固醇要謹慎攝取，為什麼本書不強調這個觀念？

我也注重，但更想分享專業知識，讓讀者不必注重實務膽固醇攝取也能保持脂質健康。

解析：血中膽固醇過高的脂質異常，控制食物中膽固醇的攝取當然有其重要性，但其實是有更重要的事在底層，如果忽略底層重點，那真的事倍功半。因為讓不重要的事控制了局面，是一種拙劣的策略。

有一句英諺還滿能形容這個狀況，叫做不要「尾巴搖狗」（The tail wags the dog）。

狗搖尾巴，當然是真的節奏、好的策略；相反地，尾巴搖狗，也是熱熱鬧鬧的，我該說什麼好呢？以下用兩個路人問題來闡述這個迷思。

【問題一】

一個二十四歲的兒子和五十四歲的媽媽去吃 buffet。兒子吃得盡興，生鮮牛排、牡蠣、甜點、冰淇淋……來回五大盤滿滿的。媽媽因為重視脂質，只敢淺嚐即止，主要吃生菜水果，加上生魚片。第二天抽血，誰的血中膽固醇值高？

我的側訪經驗：猜「媽媽的膽固醇值高」的回答者居多，而且多很多。

【問題二】

一個只買「含零膽固醇」食物的家庭主婦是健康內行人？

我的側訪經驗：回答「是」的多很多。

先探討【問題一】，多數人回答媽媽的膽固醇值比較高，是因為我們深信吃進身體的膽固醇，就會反映在血液中。其實不然。

多數食物中的膽固醇是脂化型的，對於脂化型膽固醇腸道的吸收效益並不好，尤其量多的時候，吸收率還會下降。假設這個兒子七十公斤，他身上既有的膽固醇約三十五克，主要在細胞膜上，製造膽汁等，理論上他每天要新合成一克膽固醇補充。除非他每天都是這種吃法，不然這快樂的一餐對於這樣一個年輕人第二天的血中膽固醇值影響其實不大。影響不大的原因，一則是他的肝臟原本要新合成膽固醇的動作會下降，放假去了；二來從腸道常規回收膽固醇進入體內的量也會下降。一來一去，所以第二天抽血的膽固醇變動有限。

媽媽就不一定了。如果她的肝臟 HMG-CoA 還原酶的磷酸化效果不足，膽固醇合成和調控失靈，肝臟就會「傻傻地合成」膽固醇，吃不吃都會過多。而 HMG-CoA 還原酶的產量或調控，又受到一堆狀況干擾，例如：升糖素、葡萄糖皮質素、甲羥戊酸、胰島素、甲狀腺素、細胞內膽固醇、飢餓狀態、肝臟細胞本身的健康底蘊……等影響。所以單靠食物膽固醇的量減少，不足以保障脂質的正常。生理底層的健康對脂質健康，比食物膽固醇的控制更具有影響力。

至於【問題二】，就比較容易了解。因為植物不含膽固醇型，所以標示「含零膽固醇」，也沒大了不起。買不含膽固醇食物當然好，但是小孩子缺少膽固醇補充，其實也不是好事。膽固醇對人體來說是非常重要的生物材料。

我在這本書沒有特別強調食物的膽固醇管理，是因為那些資料在網路上到處找得到，各位讀者自己去做功課就可以。這本書則希望以最簡單，但卻是底層重點，在最末一章提供給在意脂質保健的朋友參考。

底層重點有關注到，在脂質保健上才是狗搖尾巴，否則就僅僅是尾巴搖狗。

迷思9：飲食控制或運動對於脂質異常保健效果，有直接或間接的作用？

有些是直接，有些是間接。

解析：像運動可以燃燒三酸甘油脂，就是直接的助益，但是對於膽固醇的保健就是間接的助益。體重過重的人減少熱量攝取，對於降低三酸甘油脂或減胖、改善脂肪肝，是直接的助益，但是對於膽固醇的保健就是間接的助益。

說穿了，所有現在的身體狀況，只是長時期狀況的一個小階段，整個保健的終極目的是追求長期性和全面性健康。因此，從終極立場來看所有的做法都是間接助益的，而健康就是由無數的間接助益挹注起來的。把時間再拉長，現在的健康，毫無疑問地是長期健康的另一個間接助益，每個單位時期的健康就是未來健康的本錢。仔細想，沒有一個一時的做法是值得稱頌的，只有多面向、生理性、長時期的累積，才是王道。例如，抽脂是可以的，但是抽脂對於多面向、生理性、長時期的健康累積貢獻是不足的，不值得沾沾自喜。

迷思10：
服用藥物控制是一件不好的事？

這樣問是失真的。

解析：在保健的路上，中醫的概念比較強，重視調理，這方面西醫的認知比較弱。但是西醫用藥很重要，它的功用就像是提供一個比較容易摘到上面水果的梯子，在邁向保健的路上是有利的，例如：降膽固醇藥讓血液中的膽固醇濃度至少先獲得控制，其實是非常好的事；降血糖的藥，讓血糖值下降，防止高糖副作用，身體的傷害受到保全，是非常關鍵的做法。有了傷害控制的空間，身體的墮落獲得控制，才能得到時間這種資源，可以用來回復底層健康。這種把傷害的時間點先鎖住，不使惡化，然後積極尋求保健的底層重點，其實是藥物的功勞，千金難買，怎麼可以說藥物控制是不好的事？倒是傻乎乎地一路仰賴藥物，沒能運用這個時間資源積極去尋找保健的底層重點，並加以實行的，才是輸家。

比較有系統研究保健的底層重點學問，一般是在抗老化醫學領域裡。

所以，對藥物有戒心的人，不要抱持「控制是負面的」想法，應該一方面謝謝醫師開藥控制，一方面珍惜這段寶貴的空檔，透過保健的底層重點復育，讓身體逐步累積不同的間接助益，多面向的、生理性的、長時期的，積少成多，慢慢地減藥的曙光就會出現，這才是有智慧的保健邏輯。

第6章

改善脂質代謝異常

實踐篇

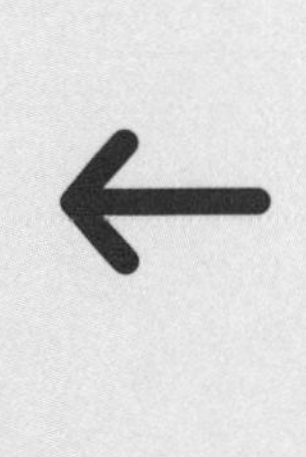

如何改善脂質代謝的異常呢？目前最常見的建議是飲食攝取的管理和運動。飲食攝取和運動的資料，在網路上多如牛毛，各位讀者可以擷取，我就不特別在這裡贅述。在這一章裡，想跟讀者分享的是我自己多年來實際上照顧脂質代謝異常「病人」的做法，這些做法實務上有效，使得許多脂質代謝異常「病人」得以長期痊癒。

飲食攝取的管理和運動當然很重要，只是其中的一部分而已。我在前面迷思篇指出，對於健康而言，保健做法基本上都是間接助益的觀念。身體有無數的不同狀況，在在都會對生理機能的運轉，起到互相加分或互相減分的影響。如果把時間再拉長來看，此刻你的健康基礎，對未來的你在健康上也同樣會起到互相加分或互相減分的影響，所以「從促進整體健康這個終極立場來看，每一個做法都只是個間接助益而已，而健康則需要無數間接助益的挹注才能維持。多面向、生理性和長時期的累積，才是王道。」

所以，我在照顧脂質代謝上，也是採用多面向、生理性和長時期三個角度，以醫學知識的立場架構起來。

照顧實務分類：

脂質代謝出現異常，其實起因並非都一樣，不同生活和年紀，不同身體現況，脂質異常原因都不同樣，所以照顧的策略也要不同才會更有效。所以，我將「病人」分類，依類別施以個別的照顧重點，並且採取不同的優先次序及不同的強度，多面向予以實行（不局限在飲食和運動）。這樣做之後，脂質代謝的生理性運作效益逐步地提升，大約一到兩個月之後，多數脂質代謝異常「病人」都得到清晰的改善，開始有信心。有了

脂質代謝異常的照顧實務分類

代號	簡易型態分類	常見的年齡分布	照顧第一要務	照顧第二要務	照顧第三要務	照顧第四要務
1	年紀輕、過重或肥胖	<35 歲	減重組套[1]	充分休息[5]	鍛鍊核心肌肉[6]	腸道保健[7]
2	年紀中、過重或肥胖	35-60 歲	減重組套[1]、肝臟保養組套[2]	小肌肉運動[3]	充分休息[5]	鍛鍊核心肌肉[6]
3	年紀中、無過重	35-60 歲	肝臟保養組套[2]	小肌肉運動[3]	充分休息[5]	鍛鍊核心肌肉[6]
4	年紀中、無脂肪	35-70 歲	飲食改變[4]	鍛鍊核心肌肉[6]	腸道保健[7]	充分休息[5]
5	復胖或減重失敗	15-55 歲	階梯式減重組套[9]	指示式核心肌肉鍛鍊[10]	充分休息[5]	小肌肉運動[3]
6	非屬上述分類	受疾病或症狀拖累	治療疾病或症狀[8]	小肌肉運動[3]	肝臟保養組套[2]	腸道保健[7]

初步信心，當然就越來越願意遵從，成效比較能夠長時期維持得好。

分類法則

1、長期熱量過度堆積在身上，脂肪細胞爆倉，表現在外是過重和肥胖。所以去除熱量過度堆積一定是首要重點。這個狀況，在分類上是代號第一、第二和第五。

2、肝臟的脂質處理機能退化，所以膽固醇製造和調控脫軌、三酸甘油脂派送不出肝臟大門。這個狀況，在分類上是代號第二、第三和第六。

3、雖然並無熱量過度堆積，卻依然出現脂質代謝異常。這個狀況，在分類上是代號第三、第四。

4、其他更複雜的健康背景：減重失敗或是生病，身體的基礎代謝嚴重下降。這個狀況，在分類上是代號第五、第六。

四項分類中，標示從（1）到（10）的照顧說明

這些照顧的內容，在說明時有些會重複是難免的，因為身體是一個整體性複雜系統，有些看來是因，其實是其他步驟的果；有些是果，其實是別的狀況的因；來自共同因的果和果，也許一起出現，也許前後出現。

所以保健時會在不同處交互出現同一個提醒。

（1）減重組套

這是一整套做法的簡稱，限於篇幅無法細談。摘要如下：

1. 飲食攝取的總熱量需要管控

以現時體重每天每公斤提供二十～二十五大卡為基礎。如

果可以忍耐飢餓感的話可以更減少，但是不要造成身體饑荒感，就是每天不要少於每公斤十五大卡，才不會導致基礎代謝跟著降低，反而不利於減重。要注意的撇步：

・學習計算食物大約的熱量。
・不要大小餐差太多。
・不要集中在一餐，特別是不要在晚餐或消夜。
・不要誤以為低ＧＩ澱粉不是熱量，所以不可以多吃。
・小心零食或飲料中的潛在熱量。
・酒精也是熱量。

2. 運動管理

・建議抗阻力運動比有氧運動有助益。
・如果沒有喘、沒有肌肉微痠或微痛、沒有心跳變快，不算是脂質代謝改善的有效運動。

- 肌肉的痠痛不要長過三天，大於三天還在痠疼，屬於運動過度，身體的反應是負面的。年輕人可以，但是在四十五歲以上的中年人，再生力明顯下降，過多運動對長期健康並沒有好處。
- 散步對於脂質代謝改善來說不是有效運動。
- 核心肌肉的維護，對健康長短期都有助益。
- 任何一次的有效運動，都是加分。

3. 飲食習慣

- 飲食習慣最常被用來減重，但卻是最困難的，因為長期飲食管理不是很人性。
- 我建議飲食控制只當成脂質保健的一部分，而不是全部，否則效果不佳。
- 不當的飲食管理方式當成體重管理的重心，結果是基礎代謝下降，或營養不良，肝臟機能下降，不利身體健康。

- 不要睡覺前吃東西很重要。
- 不要大小餐差太多。
- 斷食減重要經過指導，否則引起身體降低基礎代謝，減重會失敗。

(2) 肝臟保養組套

這是一整套做法的簡稱，限於篇幅無法細談。摘要如下：

1. 高單位B群的補給，因為肝臟裡許多生化步驟需要這些酵素或輔酶。
2. 避免慢性疲勞。
3. 防止過度暴露有害環境分子。
4. 充足的睡眠。

5. 補充抗氧化劑、保健食品，或多攝取蔬果、堅果、好的油脂。
6. 健康的腸道系統。
7. 避免感染。

(3) 小肌肉運動

小肌肉運動，目的在扭動不常用肌肉，擠壓其中的小血管，提升局部和末梢循環。這對於防止身體的末梢缺氧，導致粒線體酸化，進而引起細胞酸化、生理弱化，十分重要。

1. 久坐辦公室的上班族最容易因為這款末梢缺氧而引致身體的局部酸化、老化，甚至細胞凋亡，和心血管、代謝傷害。
2. 重度使用３C產品的人，是這款末梢缺氧的好發群之一。
3. 漸漸地，肌肉也會逐步萎縮。

4.瑜伽、太極拳、傳統拳術、柔軟操等，都是小肌肉運動。
5.有效的小肌肉運動會輕微冒汗或心跳升高。

(4) 飲食改變

此處的飲食改變有別於前面所提及的減重目的飲食管理，反而特別指那些過度降低油脂和蛋白質供給，甚至連碳水化合物都不足的低飲食信奉者。

1.這些族群，蔬菜用燙的、極少吃肉、吃不多、過午不食，或吃全素。
2.長期下來，身材苗條，脂肪不足，肌肉萎縮。
3.個別細胞的細胞膜和訊號傳遞弱化，神經傳導弱化。
4.肝臟生化運作需要的酶、輔酶、輔因子可能不足。
5.脂肪肝的機率升高。

(5) 充分休息

1. 此處的休息，包括：睡眠、放鬆、脫離。
2. 休息對於健康的重要性超過一般人的認知，主要是現代人受到光線的干擾，休息的品質嚴重低落，所以，休息的不足比想像中嚴重。
3. 人體只有在放倒躺平時，身體才會進入修復模式，包括乳酸在肝臟轉化回葡萄糖、細胞再生、解毒……等。
4. 責任心高的人會長期忽略睡眠的欠債。
5. 休息不足，身體會慢性缺氧、肌肉萎縮、肝臟正常生理退化、提早老化。
6. 一般認為睡眠債不能還，其實可以。如果因為不得已因素導致睡眠不足好一陣子，可以找一個長假，躺平在床上超過十二小時以上（包括睡覺），身體才會從尋常習慣的作戰模式進入修復模式，休息效果才會出來。能超過二十四小時更佳。

(6) 鍛鍊核心肌肉群

1. 核心肌肉的訓練，現在很流行。現在高齡保養也很關注老年人肌肉含量的增加。但是，除非是年輕人，否則肌肉不是想長厚就長厚，超過五十五歲，想要增強核心肌群，其實並不簡單。抗阻力運動和有氧運動都好，隨著健身產業流行，現在很多地方可以鍛鍊核心肌群，也可以聘請個人教練指導。
2. 蛋白質的補充和抗氧化劑的補充是好的習慣。
3. 小心不要受傷。

⑺ 腸道保健

腸道保健乍看好像和脂質代謝無關，有些人甚至誤認為是腸道吸收太好才導致脂質代謝異常，其實不然。腸道保健的重要如下：

1. 腸道的益生菌如果崩解，菌叢代謝出來的物質其實會進入門靜脈，導致肝臟排毒量負荷增加，妨礙肝細胞的正常生理功能，相對地，脂質的代謝品質受到干擾。
2. 腸道菌落和免疫力有關，免疫力會弱化體能，降低基礎代謝而減少熱量的消耗。
3. 現代人從學生時代就排便異常的人比例非常高，是健康的慢性殺手。

(8) 治療疾病或症狀

1. 治療疾病或症狀的重要無庸置疑，因為在疾病的狀態下，身體反射性地想儲存熱量，基礎代謝率會下降，人容易越來越虛胖。

2. 疾病當然會對應用藥，需醫師處方。症狀有時不見得要使用藥物，忍耐也可以。如果是屬於發炎反應的症狀，還是先尋求醫師的協助。

3. 一些用劑或食物可以抗發炎，其實也不錯，例如：魚油、抗氧化劑、阿斯匹靈、十字花科食物、莓果、堅果……

4. 嚴重疾病有時會消瘦，但是脂肪肝反而卻出現，是病情比較不好的跡象。

5. 慢性疲勞或慢性肌肉痠疼，都是發炎反應的症狀，容易虛胖，這時如果採取極度節食減胖，一般反而會更降低基礎代謝，造成喝水也胖的詭異現象。其實，表示減重方法的方向錯誤。

6.現代人經常坐在辦公桌，普遍呼吸的深度和頻度不足，也會造成許多症狀，間接引起慢性疾病。

(9)階梯式減重組套

身體對熱量的認知有一套內在的體系，針對現況它會有不同的反應，當每天的熱量攝取低於五〇〇大卡時，身體從第三天起便會進入危機模式，接著開始降底基礎代謝率。當基礎代謝率一降低，減重就會變得非常困難，因為身體百分之六十以上的熱量是供予內臟使用的，急速減重可以說是一種傷害行為，不僅會讓身體機能變差，而且還更容易復胖。所以減重不能太過急躁，用階段性的方式才是最安全的做法。

(10) 指示式核心肌肉鍛鍊

這兩者都是提供給反覆減重失敗人士的保養策略。主要是深度了解生理運作，順勢生物機制的王道減重方法學，基本法則原理如下：

1.身體在極度缺乏熱量來源時，會進入一種自救模式，就像某些動物的假死或長眠狀態，此時的基礎代謝減少到幾乎暫停。人類雖不會這樣極端，但是原理雷同，就是盡量減低基礎代謝，省能源。因此，錯誤的減重方式很快就會碰到撞牆期，原因在於：你不給我熱量，那我連內臟的運作也盡量關燈熄火。這對健康非常不利。

2.所謂階梯式減重，就是欺騙身體內建認知、不要造成饑荒感減重法。

3.減重復胖的人，會一次比一次難減重。

4.至於所謂指示式核心肌肉鍛鍊，就是協助減重困難的人，在運動方式上能夠達成核心肌群和小肌肉群都逐步強化，消耗肌肉纖維間的脂肪，並且增進末梢循環、提升長期性的基礎代謝率。

脂質代謝的照顧，需要比飲食加運動更上一層樓的方法來做，這裡以一種多面向、生理性和長時期性的法則來分享我自己的臨床經驗，希望協助有心的人更健康。

上述的六種類型，基本上已經涵蓋脂質異常「病人」，提供的實務法則依著做，可以慢慢地達成每個人心中的美景。祝大家身材美好、脂質漂亮！

國家圖書館出版品預行編目資料

精瘦練習：抗老名醫教你永不復胖的秘密，打造完美體脂比例！/ 簡基城著. -- 初版. -- 臺北市：平安文化, 2018.2 面；公分. --（平安叢書；第584種）（真健康；57）
ISBN 978-986-95625-8-4（平裝）

1.減重 2.健康飲食

411.94 107000062

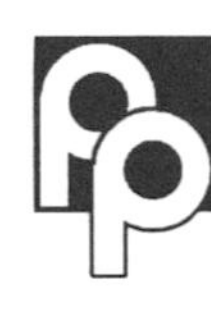

平安叢書第584種
真健康 57

精瘦練習

抗老名醫教你永不復胖的秘密，打造完美體脂比例！

作　　者—簡基城
發 行 人—平雲
出版發行—平安文化有限公司
台北市敦化北路 120 巷 50 號
電話◎ 02-27168888
郵撥帳號◎ 18420815 號
皇冠出版社（香港）有限公司
香港上環文咸東街 50 號寶恒商業中心
23 樓 2301-3 室
電話◎ 2529-1778　傳真◎ 2527-0904
總 編 輯—龔橞甄
責任編輯—蔡維鋼
美術設計—許裕偉
著作完成日期— 2017 年 10 月
初版一刷日期— 2018 年 2 月

法律顧問—王惠光律師

讀者服務傳真專線◎ 02-27150507
電腦編號◎ 524057
ISBN ◎ 978-986-95625-8-4
Printed in Taiwan
本書定價◎新台幣 350 元 / 港幣 117 元